O corpo de luto

Mary-Frances O'Connor

O corpo de luto

Como a dor da perda pode ser uma oportunidade de cura

Tradução: Laura Folgueira

principium

Texto fixado conforme as regras do Acordo Ortográfico da Língua Portuguesa (Decreto Legislativo nº 54, de 1995).

Título original: *The Grieving Body*

Editora responsável: Amanda Orlando
Editora de produção: Viviane Rodrigues
Editor-assistente: Rodrigo Dutra
Assistente editorial: Camila Novaes
Preparação: Silvia Massimini
Revisão: Lorrane Fortunato, Jane Pessoa e Leandro Tavares
Diagramação: Mayara Kelly
Capa: Renata Zucchini

1ª edição, 2025

CIP-BRASIL. CATALOGAÇÃO NA PUBLICAÇÃO
SINDICATO NACIONAL DOS EDITORES DE LIVROS, RJ

O18c

O'Connor, Mary-Frances
O corpo de luto : como a dor da perda pode ser uma oportunidade de cura / Mary-Frances O'Connor ; tradução Laura Folgueira. – 1. ed. – Rio de Janeiro : Principium, 2025.
320 p.; 21 cm.

Tradução de: The grieving body : how the stress of loss can be an opportunity for healing
ISBN 978-65-88132-69-2

1. Luto - Aspectos psicológicos. 2. Perda (Psicologia). 3. Neurociência. I. Folgueira, Laura. II. Título.

25-98569.0 CDD: 155.937
CDU: 159.942:393.7

Meri Gleice Rodrigues de Souza - Bibliotecária - CRB-7/6439

Direitos exclusivos de edição em língua portuguesa para o Brasil adquiridos por Editora Globo S.A.
Rua Marquês de Pombal, 25 — 20230-240 — Rio de Janeiro — RJ
www.globolivros.com.br

Ao Rick, por me ensinar que há mais a amar do que palavras.

Sumário

Introdução: Quando uma parte de "nós" foi cortada

Imagine que você está andando de bicicleta por uma rua da cidade ladeada de belas árvores, aproveitando o ar fresco e a brisa leve. Você percebe que está se aproximando de um cruzamento e na mesma hora estende a mão para frear. No entanto, não há freios, apenas o guidão exposto. Sua frequência cardíaca se acelera, e seus músculos tensionam. O cruzamento está cada vez mais próximo — você precisa parar. Você se agarra ao guidão. E então lembra que essa bicicleta Beach Cruiser tem trava de pedal, que é acionada ao pedalar para trás. Seu coração talvez continue a bater forte por algum tempo enquanto você segue em frente. Muitos de nós consideraríamos a viagem estressante, pois a maneira habitual de andar de bicicleta já não continuará fácil nem relaxante.

A chave para essa metáfora é que é a *ausência* de algo, algo incorporado à maneira como operamos naturalmente no mundo, que faz nosso corpo reagir, nossa frequência cardíaca se acelerar e nossa pressão arterial aumentar. Toda essa situação ocorre em um breve momento, e grande parte pode até mesmo acontecer em nosso subconsciente. Descobrimos como lidar com a situação. Contudo, ainda que não percebamos de modo consciente que é estressante, nosso corpo reagiu à ausência dos freios. Talvez você nunca tenha pensado nisso, mas é semelhante à forma como nosso corpo reage à *ausência* de um ente querido depois que ele morre. A pessoa amada está incorporada em cada ação que realizamos e em como desempenhamos nossa função no mundo. Sua ausência faz nosso corpo reagir, pois precisamos da pessoa em um sentido basal, de sobrevivência. A resposta estressante do corpo à sua ausência, repetidas vezes, acontece mesmo que consideremos o momento sem importância. O freio que não existe é uma metáfora simplista, mas imagine quantas vezes, depois de uma perda, podemos procurar nosso ente querido, pegando o telefone para ligar para ele, ou até percebendo sua ausência na sala. Quando essa pessoa não está presente, nosso corpo de luto reage.

Quando um ente querido morre, não é somente nosso cérebro que reage. A reação à perda não está apenas em nossos pensamentos, nossas emoções, nossa mente. A resposta à morte de quem se ama também é fisiológica, reverberando em nosso corpo. As pessoas enlutadas apresentam aumento da frequência cardíaca, da pressão arterial, dos hormônios do estresse e da inflamação. Sem nosso cônjuge, nosso filho ou nosso irmão, o mundo parece estar todo errado. Mesmo quando não conseguimos identificar o que está faltando na situação (talvez seja a falta dos sapatos que foram tirados e deixados no corredor ou o apito da chaleira no cômodo ao lado), nosso corpo reage à ausência.

Quando criamos um vínculo com um ente querido, formamos um sistema dinâmico inconsciente, além do consciente, em que normalmente pensamos. Essa ligação entre dois corpos tem muitas reações sem que nenhum deles tenha consciência disso. Quando meu parceiro me abraça, minha frequência cardíaca desacelera. Quando vou dormir à noite, reajo ao calor, ao cheiro e aos sons dele a meu lado, ajudando a provocar a liberação e a inibição de vários neuroquímicos que me permitem entrar no estado de sono. Toda vez que viajo, minha separação dele ressoa em meu corpo de maneiras das quais não tenho consciência, mas que são fisiologicamente reais. E nosso reencontro leva meu corpo a mais mudanças, sentidas como conforto e familiaridade quando regresso, à medida que meus hormônios voltam ao ponto de ajuste ideal. Meu corpo, além de minha mente, está em um relacionamento com ele. A morte de um ente querido revela esse sistema, que, de outra forma, funciona como uma força invisível, um vínculo magnético de ligação que faz os elétrons dançarem ao redor do núcleo sem serem vistos a olho nu. Meu corpo simplesmente reage à ausência de meu ente querido, sem ter consciência disso.

Os seres humanos prestam atenção às coisas que vivenciam de modo consciente. No entanto, o amor é mais do que palavras, e o luto é mais do que a tristeza que sentimos. Já escrevi sobre o luto e a dor por meio de lentes neurocientíficas. Grande parte da mente (embora não toda ela) é governada por pensamentos, expressando o que sentimos e pensamos, explicando nossas motivações e intenções, planejando nossas atividades. Nem todo o nosso luto pode ser expresso em palavras, e os pensamentos e as percepções nem sempre controlam nossos sentimentos ou nossas reações emocionais. *O corpo de luto* vai além da experiência consciente para revelar os impactos fisiológicos do luto, o que acontece quando "você" e "eu" nos transformamos em "nós" por meio da união e, em seguida, um pedaço desse "nós" é cortado. Quando essa amputação acontece, não voltamos ao "eu" de antes, porque a ausência deixa um buraco que não poderia ter existido antes de conhecermos o amor.

Os relacionamentos de apego regulam nossa fisiologia, afetando nossos hormônios e a neuroquímica, além de nossos sistemas cardiovascular e imunológico. Esse sistema de relacionamento dinâmico governa nossas reações e interações. A pessoa amada é um grande recurso no registro do que a psicóloga Lisa Feldman Barrett chama de "orçamento do corpo", a tentativa constante de manter o equilíbrio entre a energia que entra e a que sai.[1] Como nosso cérebro depende da pessoa amada para nos ajudar a nos acalmar ou para nos motivar, ela em geral ajuda a manter nosso corpo na faixa normal de energia em que prosperamos. Em consequência, durante o luto, o corpo tenta compensar o buraco que foi deixado e se regular de novo. Essa tentativa se apresenta como fadiga, névoa mental, inquietação ou maior suscetibilidade à gripe. Descobrir como recuperar o equilíbrio em nosso sistema fisiológico, fazendo tudo sem o ente querido, é um processo (em grande parte) inconsciente no luto.

O livro que você está prestes a ler conta a história de como nossa psicologia e nossos sistemas nervoso e imunológico estão intimamente ligados, além de como os vínculos que temos com os entes queridos regulam esses sistemas. Sou professora do Departamento de Psicologia da Universidade do Arizona, e minha pesquisa sobre marcadores inflamatórios e função cardiovascular durante o luto, juntamente com a pesquisa de muitos colegas em todo o mundo, avançou na compreensão mecanicista do fenômeno do coração partido. Contudo, além de minha pesquisa científica, tenho aprendido com a experiência pessoal, por meio de meu luto. O luto, como escrevi em meu primeiro livro, *O cérebro de luto*, pode ser considerado uma forma de aprendizado. Também pode ser uma oportunidade de cura, que surge se conseguirmos ouvir as mensagens de estresse transmitidas em nosso corpo, essas sensações e emoções internas. Aos poucos, podemos começar a reagir a elas de forma saudável e compassiva, restaurando uma vida plena que leve em conta as necessidades de nosso corpo.

Quando minha mãe morreu, em dezembro de 1999, nossa família já esperava por isso havia muito tempo. Quando eu tinha treze anos, ela foi diagnosticada com câncer de mama em estágio IV, seguido de uma mastectomia e um ano de quimioterapia semanal, o que levou a dias em que ela nem tirava o roupão. Posteriormente, minha mãe passou muitos anos em remissão, seguidos de uma recidiva metastática e, depois, um período mais curto até a próxima metástase, e assim por diante. No entanto, toda essa gestão médica não foi nada comparada à dolorosa gestão de nosso relacionamento, pois entrei no ensino médio e em seguida me mudei para a faculdade, a mais de 1,6 mil quilômetros de distância. Explorei o mundo, motivada por essa fase de minha vida voltada ao exterior, tentando criar um pouco de espaço entre nós, ao mesmo tempo que sentia sua dependência emocional em relação a mim e seu luto doloroso por causa de minha ausência. Parecia impossível lidar com essa mudança em minha proximidade com ela, com meu amor por ela, que ainda existia enquanto eu desenvolvia uma proximidade maior com meus amigos e criava vínculos românticos.

Quando ela morreu, fiquei aliviada por não estar mais dividida entre buscar meu caminho no mundo e voltar com frequência à Montana, onde cresci. A expectativa de que eu estivesse presente ao lado de seu leito, ou que sofresse de culpa quando não estivesse, enfim cessou. Contudo, é lógico que nossos entes queridos não vivem apenas no mundo físico externo; também vivem no mundo virtual de nossa mente, codificados nas conexões neurais de nosso cérebro, e meu relacionamento interno com minha mãe também continuou. Sua aprovação ainda era importante para mim, embora ela não estivesse mais presente. Mesmo depois que nossas ligações de domingo cessaram, eu me estressava por não atender às expectativas que ela teria. Quando outras pessoas de quem eu cuidava sofriam de depressão ou ansiedade, eu continuava a achar que era meu trabalho consertá-las, assim como havia tentado fazer por minha mãe. Nosso relacionamento continuou a me moldar muito depois de sua morte, e minha ansiedade e forte reatividade emocional, que eu atribuía às interações com ela, persistiram durante o luto. Por fora, meus amigos me viam passar os dias em disparada, sempre ocupada, sempre cheia de energia. No entanto, eu estava desligada do corpo, sem passar muito tempo consciente de meu estado físico. É provável que esse estado prolongado de agitação refletia os altos níveis de hormônios do estresse, que afetam o sistema imunológico.

Mais ou menos um ano depois da morte de minha mãe, comecei a ter sensações de "cintilação" no braço. Cintilação foi a melhor descrição que consegui encontrar para essas sensações elétricas bizarras que hoje eu chamaria de "parestesia". Outras pessoas talvez descrevessem essas sensações anormais como se a pele estivesse sendo espetada por alfinetes, com duração de poucos minutos a algumas horas. Contudo, como elas iam e vinham alguns dias aqui e ali, eu não pensava muito no assunto, embora as tenha mencionado ao meu médico no serviço de saúde do campus de minha pós-graduação. Quando elas voltaram, fazendo-me pular da cama certa noite, meu médico disse que as dores não eram normais, mesmo que fossem intermitentes, e com certeza não eram "coisa da minha cabeça", como eu temia. Algumas consultas com especialistas, incluindo medicina esportiva e reumatologia, não deram em nada. Mais de um ano depois, contei ao meu orientador da tese — um psicólogo clínico nomeado em conjunto pelos departamentos de psicologia, psiquiatria e neurologia — sobre essas experiências estranhas que estavam me levando a tantas consultas. Ele me pediu uma descrição mais completa das dores, e descrevi a iteração mais recente como sensações cintilantes no formato de uma mão no pescoço e na bochecha. Com sua ampla experiência em neurologia, acho que ele sabia o que estava causando isso e sugeriu que eu consultasse um neurologista amigo dele.

O gentil neurologista logo solicitou uma ressonância magnética, que, pensando agora, duvido que meu plano de saúde da faculdade tenha coberto. Ele reconheceu a sensação como neuralgia do trigêmeo, um sintoma característico da esclerose múltipla (EM). De fato, a ressonância magnética mostrou pequenas lesões cerebrais nos pontos que se esperaria de alguém com esclerose múltipla. "Vou lhe dar esse diagnóstico agora e anotar em seu prontuário médico", disse o neurologista. "Normalmente, faríamos mais exames antes de dar um diagnóstico tão definitivo, mas, como você vai se mudar para a Califórnia em breve, posso afirmar que uma jovem como você, com sintomas intermitentes, demoraria muito tempo para receber um diagnóstico." E assim comecei meu ano de estágio clínico na UCLA, recém-diagnosticada com uma doença autoimune crônica e sem um prognóstico definido. Eu duvidava que chegaria a concluir meu doutorado, quanto mais o pós-doutorado em psiconeuroimunologia, do qual era bolsista, que esperava concluir na UCLA. O luto pela perda da saúde é diferente do luto pela morte de um ente querido, mas a sensação de não saber como agir no mundo, de querer que a vida volte a ser como deveria, faz ambos ressoarem como luto.

Só alguns anos atrás percebi que o surgimento de meus sintomas de esclerose múltipla poderia estar relacionado à morte de minha mãe. E quero deixar bem registrado: o luto não me fez desenvolver a doença. Minha tia paterna usava cadeira de rodas por causa da esclerose múltipla, portanto tenho uma predisposição genética. Também fui criada nas latitudes do norte de Montana, um fator de risco conhecido, já que a menor quantidade de luz solar decorrente de dias mais curtos fornece menos vitamina D durante o desenvolvimento infantil. Além disso, tive mononucleose no jardim de infância e sou portadora do vírus Epstein-Barr, que aumenta o risco de EM. Portanto, a morte de minha mãe não causou a esclerose múltipla, mas é provável que o estresse do luto tenha sido um fator que contribuiu para o momento em que os sintomas surgiram.

Minha experiência até agora com essa doença é insignificante em comparação ao que muitas pessoas vivenciam: uma incompatibilidade entre seu corpo físico e o mundo construído que a sociedade criou para a pessoa "normal", um mundo em que não se espera que as pessoas manquem ou tenham visão reduzida. Na verdade, sem esses sintomas visíveis, consegui passar por alguém sem doença crônica, e muitos de meus colegas não sabiam disso. Vejo a luta contra os sintomas de minha esclerose múltipla a portas fechadas como algo semelhante ao que muitas pessoas de luto descreveram para mim; elas param de contar como de fato estão se sentindo quando lhes perguntam (com uma cara triste): "Como você está?". Mascaram o vazio ou a solidão que sentem, mas não deixam transparecer, porque acham que já deveriam ter "superado" e que os outros não se sentem à vontade perto de alguém que está sofrendo. Aprender a lidar com a exaustiva fadiga episódica e outros sintomas me fez desenvolver grande empatia pelas pessoas enlutadas que lidam com as ondas de luto que podem dominá-las a qualquer momento.

Mais importante para o livro que lhes ofereço agora são as lições que aprendi sobre como levar uma vida significativa em face de uma perda terrível enquanto me debatia com o gerenciamento de uma doença crônica. Tanto o sofrimento causado pela descoberta de uma doença crônica quanto a dor do luto envolvem o manto insuportável da perda que pesa sobre você todos os dias, moldando o que você pensa, o que faz e suas crenças sobre o futuro. Quando fui diagnosticada pela primeira vez, disseram que os primeiros cinco anos me diriam muito sobre como seria o curso de minha EM. *Cinco anos?!*, pensei. É difícil descobrir quem você é e se planejar quando não se tem certeza do futuro. Com uma doença crônica, não dá para imaginar um futuro com uma deficiência não especificada. Com a perda, você não consegue imaginar um futuro sem a pessoa que ama, que deveria estar sempre ao seu lado.

Neste livro, compartilho com você minha experiência de luto depois da morte de minha mãe e meu diagnóstico em retrospecto, sabendo o que sei agora após anos de sabedoria duramente conquistada, aprendendo a me relacionar com meu estado interno de forma diferente, tomando consciência de como estava me sentindo e descobrindo como me acalmar. Espero que minhas descobertas sejam úteis para você, que também pode ter enfrentado a morte de um ente querido ou outro tipo de perda de partir o coração e, ainda assim, deseja fazer bom uso dessa única vida que lhe foi dada, compartilhar a dádiva do amor que conheceu e realizar o que se propôs a fazer antes que sua vida saia terrivelmente dos trilhos.

* * *

No entanto, minha experiência em explicar a fisiologia da dor e do luto se baseia em mais do que metáforas elucidativas ou experiência pessoal. Passei o último quarto de século estudando os mistérios do corpo, em amostras de sangue e padrões de frequência cardíaca desconstruídos em suas partes componentes. A fisiologia envolve muitas técnicas que exigem um estudo laborioso — os métodos de transformação de sinais fisiológicos em números. O aprendizado dessas técnicas inclui garantir que os dados representem o sinal que você deseja detectar, e não todos os outros sinais que o corpo humano produz simultaneamente. Se estiver medindo a influência do sistema nervoso parassimpático sobre o coração, não deve medir acidentalmente a influência da respiração sobre esse órgão. Se estiver medindo a atividade cerebral, não deve incluir acidentalmente também o movimento involuntário da cabeça. Além disso, a pesquisa exige não apenas a interpretação dos inúmeros dados produzidos como também que se faça isso sem cometer os erros clássicos aos quais os seres humanos estão propensos, usando o método científico. Por exemplo, confundir causalidade com correlação significa que muitas vezes supomos que, quando duas coisas ocorrem juntas, uma é a razão da outra, a menos que projetemos com cuidado experimentos para separar a ordem ou o momento.

Todos os cientistas entram no laboratório com noções preconcebidas sobre o mundo ao nosso redor, e essas noções formam vieses não intencionais quando decidimos quais perguntas fazer, quem incluir em nossos estudos, como interpretar o que vemos nos dados e se nossa pesquisa é ou não digna o suficiente para ser publicada. Minha pesquisa não foi diferente, às vezes com amostras pequenas, não representativas, ou com resultados não suficientemente replicados. A ciência tem a falibilidade humana. Contudo, o processo de refletir sobre as críticas à minha pesquisa, realizar centenas de entrevistas com pessoas de luto enquanto observava sua fisiologia e sempre buscar as teorias subjacentes que poderiam explicar *por que* e *como* o luto funciona me dá esperança de que as revelações expressas neste livro possam servir como um farol para outras pessoas que estão conduzindo as próprias investigações, seja para um estudo de caso único, seja para um grande laboratório que produz pesquisas sobre o luto para o mundo. Este livro é direcionado a quem busca reduzir o sofrimento causado por qualquer tipo de perda e que procura maior compreensão de nós em nosso mundo.

Comecei minha jornada estudando psicofisiologia na pós-graduação. Fiquei fascinada pela forma como nosso sistema cardiovascular reage ao mundo à nossa volta e então se recupera, permitindo-nos sentir dor e prazer, e regular nossas emoções. Depois da psicofisiologia, estudei neurociência e, especificamente, neuroimagem funcional para espiar dentro da tentadora caixa-preta de 86 bilhões de neurônios. Contudo, como o cérebro não está desconectado do corpo, também fiquei curiosa para saber como os sistemas imunológico e nervoso central funcionam juntos — e assim comecei a estudar psiconeuroimunologia. Há muito a aprender quando se estuda imunologia, com um conjunto totalmente novo de técnicas e possíveis erros a serem cometidos. O sistema imunológico é maravilhoso, capaz de aprender e se lembrar dos germes que já viu antes, rivalizando com a impressionante capacidade do cérebro. Eu disse a mim mesma que não ia mais usar novos métodos — exceto pelo fato de que, ao isolar células imunológicas de amostras de sangue, células que abrigam todo o nosso DNA, o papel da genética no luto se tornou tentadoramente disponível. Assim, também estudei genética, o que levou a descobertas que, acredito, estão apenas no início, mas nos ajudarão a entender o desenvolvimento de nossos relacionamentos de apego, nossas reações ao estresse e como levamos adiante as experiências de nossos antepassados. Meus alunos de pós-graduação me incentivaram a realizar intervenções clínicas, uma oportunidade de determinar se um ingrediente específico no processo de luto de alguém poderia ser alterado e, nesse caso, se isso facilitaria o caminho. Embora minha busca pela compreensão do luto tenha sido obstinada, usando muitos métodos e muitas técnicas diferentes, meu objetivo é pôr esse conhecimento em suas mãos agora, para que você possa aplicar as descobertas científicas à sua vida e ao seu luto.

Realmente é possível morrer de coração partido. A inegável reação física ao luto surge em dados. Nos primeiros três meses depois da morte da esposa, o risco de mortalidade de um homem viúvo é quase duas vezes maior do que o de um homem semelhante que permanece casado durante o mesmo período.[2] O efeito da viuvez também é observado nas mulheres, com um risco 1,5 vez maior. Obtivemos esse conhecimento em um grande estudo epidemiológico realizado em 2013 nos Estados Unidos, que incluiu 12.316

pessoas. Entretanto, faz muito tempo que já sabemos que o luto aumenta a mortalidade. Colin Murray Parkes, um dos primeiros psiquiatras a se especializar em luto, publicou evidências do efeito da viuvez sobre a mortalidade no *British Medical Journal* em 1969, e as tabelas atuariais das seguradoras de vida documentaram esse fenômeno ainda antes. Com base em uma pesquisa minuciosa, sabemos que o efeito da viuvez diminui com o tempo. Em um estudo com 1,5 milhão de finlandeses, descobrimos que entre seis meses e seis anos depois da morte, o risco de mortalidade para os enlutados é 16% mais alto para os homens e 6% mais alto para as mulheres do que para os casados.[3]

As evidências epidemiológicas sobre morrer por causa de um coração partido me fizeram pensar — e estudar — quais mudanças fisiológicas acontecem em nosso corpo após a morte de um ente querido que podem levar a resultados tão significativos quanto doença ou morte. Este livro descreve os diversos órgãos e sistemas que podem ser afetados, incluindo o coração, os sistemas imunológico e endócrino, os pulmões e o fígado, o cérebro e o sistema nervoso simpático.

Muitos supõem que o estresse do luto deve ser algo único, para justificar o estudo de sua fisiologia. No entanto, a maneira como o corpo reage ao estresse é bastante simples: sua frequência cardíaca e pressão arterial podem aumentar ou diminuir. Seu nível de inflamação pode ser maior ou menor, e assim por diante. Portanto, embora a morte de um ente querido tenha sido apontada há muito tempo como o acontecimento mais estressante da vida, a reação ao estresse não precisa ser *diferente* das reações a outros estressores para que o luto seja uma área de estudo digna.

A questão não é se o luto causa uma reação única ao estresse; em vez disso, estou apontando que, além das reações emocionais que experimentamos durante o luto, temos uma reação fisiológica significativa ao estresse. O luto é um lamento e um grito, não apenas como expressões externas de emoção como também em nosso corpo. Minha maior esperança é de que a leitura deste livro o leve a compreender profundamente que o luto é uma experiência física. E que essa compreensão também seja um chamado à ação. Porque, se entendermos que o luto é fisiológico, há implicações importantes na forma como cuidamos das pessoas que estão sofrendo.

O luto é um período de maior risco de doença e morte, e o reconhecimento desse fato deve levar a um melhor atendimento médico. Devemos tratar o luto como o acontecimento de estresse monumental que ele pode ser. O luto não é uma doença, mas tem efeitos fisiológicos, assim como a gravidez não é uma doença, mas aumenta o risco de hipertensão e diabetes gestacional. Consequentemente, as sociedades desenvolvem sistemas para avaliar o risco e oferecer cuidados a quem está gestando. Levar a fisiologia do luto a sério e compreender a nova ciência médica que este livro inclui devem nos fazer defender a assistência médica como uma resposta necessária após a morte de um ente querido.

Organizei esta obra em duas partes: a primeira contempla o impacto físico e até médico do sofrimento e do luto; e a segunda explora como considerar o luto uma oportunidade de cura.

Os capítulos se desenvolvem como uma série de perguntas:

- O Capítulo 1 se ampara em pesquisas de epidemiologia e psicofisiologia cardiovascular para responder à pergunta básica: "Podemos morrer de um coração partido?".

- O Capítulo 2 se aprofunda no complexo e altamente inteligente sistema imunológico, que equilibra com cuidado a proteção do que é *nosso* à erradicação do que *não é nosso*. Este capítulo levanta a pergunta: "Por que o sistema imunológico se desequilibra após o enorme estresse do luto?". Aqui compartilho meus estudos em psiconeuroimunologia, estudando inflamação e glóbulos brancos em pessoas que perderam um ente querido.

- O Capítulo 3 questiona: "Como nossos hormônios refletem o estresse de nos separarmos de nosso ente querido e por que o vínculo significa que esse impacto hormonal é inevitável após esse corte?".

- No Capítulo 4, recorro à psicologia clínica e à ciência comportamental para considerar: "Como nossos comportamentos de enfrentamento, por sua vez, afetam nossa saúde física?".

- No Capítulo 5, volto à minha formação em neurociência, mas dessa vez para explicar como nosso cérebro, sendo um órgão como qualquer outro, precisa lidar com o aumento da inflamação e a remodelação de suas células. No entanto, como o cérebro também é diferente de qualquer outro órgão, podemos perguntar: "Como as mudanças físicas no cérebro após a morte de um ente querido alteram nossos estados emocionais e cognitivos?".

- O assunto do Capítulo 6 é o impacto da dor e do luto em nosso sistema nervoso periférico. Rastreio os nervos simpáticos do corpo e a evolução dos vírus e bactérias para perguntar: "Por que somos mais propensos a adoecer em épocas de muito estresse?".

A Parte II se concentra no processo de cura durante o luto:

- No Capítulo 7, eu me baseio em pesquisas de psicologia da reabilitação para abordar a questão da motivação, perguntando: "Como podemos perseguir metas orientadas por valores se não temos energia nem conseguimos ver de que isso adianta?".

- O Capítulo 8 se aprofunda na ciência da mudança de comportamento e busca respostas para a pergunta: "Como podemos desenvolver hábitos novos e saudáveis na ausência de nosso ente querido?".

- No Capítulo 9, a ciência cognitiva e a prática budista ajudam a responder à pergunta: "Como podemos tomar consciência das coisas que evitamos e manter nossa atenção em superar as barreiras às atividades que trazem significado para nossa vida?".

- O Capítulo 10 explora: "Como podemos nos reconectar com os outros quando nos sentimos quebrados, e como isso pode ajudar nossa saúde física?".

Espero que o trabalho que meus colegas pesquisadores do luto e eu fizemos continue a elevar nossa preocupação com nossos amigos e familiares enlutados, pacientes e clientes até que entendamos melhor como ajudar aqueles que sofreram uma perda. Meu objetivo é aumentar a conscientização de que o luto não apenas é uma experiência de vida estressante como também um fator de risco médico. Todos nós podemos aprender a ter reações melhores ao sofrimento durante o luto. Ao compartilhar a fisiologia do luto e explorar com você um kit de ferramentas diversificado de estratégias de enfrentamento, espero que aqueles que estão de luto possam descobrir a cura contínua a serviço da restauração de uma vida significativa.

PARTE I

A natureza física do luto

I
O coração

Joe Garcia desmaiou e morreu de ataque cardíaco na terça-feira, 24 de maio de 2022. Ele tinha acabado de voltar para casa depois de visitar o memorial de sua amada esposa, Irma Garcia, uma professora que havia sido baleada e morta dois dias antes no Massacre da Robb Elementary School em Uvalde, Texas.[1] Ver as fotos dos carros funerários pretos emparelhados, levando os dois corpos ao cemitério, ressoa em nós como uma imagem da mais profunda tristeza. Tragicamente, podemos mesmo morrer por causa de um coração partido. Como psicóloga, tenho investigado este mistério tão humano: como a perda de um ente querido nos afeta profundamente a ponto de levar à morte? Quais são as evidências de que nosso coração pode se partir fisicamente após uma perda?

O que sabemos é que nossas chances de morrer de coração partido disparam assim que ficamos sabendo da morte de nosso ente querido. Quanto mais recente for a morte, maior será o impacto em nosso corpo. De fato, a epidemiologista Elizabeth Mostofsky e o cardiologista Geoffrey Tofler estudaram pessoas que tiveram ataques cardíacos (inclusive não fatais) e descobriram que a probabilidade de isso acontecer nas primeiras 24 horas após a morte do ente querido era 21 vezes maior do que em qualquer outro dia da vida.[2] Vinte e uma vezes maior. O risco nesse primeiro dia é ainda maior quando a perda é moderada ou extremamente significativa, o que indica que o aspecto psicológico do luto contribui para o resultado médico. A cada dia subsequente à perda, nosso risco de ataque cardíaco diminui.

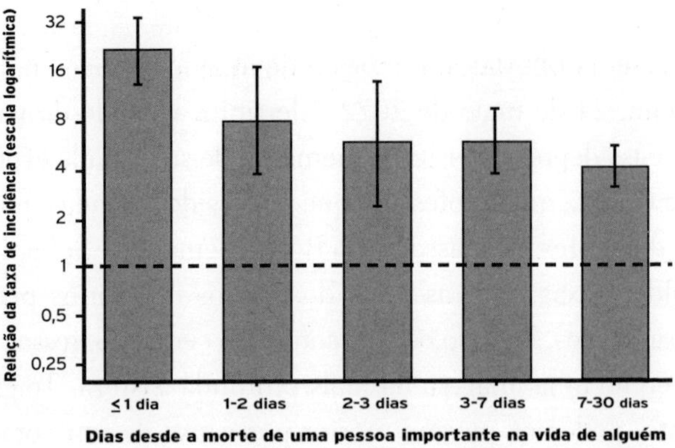

Embora a morte por coração partido tenha sido estudada sobretudo após a morte de um cônjuge, incidentes cardiovasculares, como um ataque cardíaco ou um derrame, também ocorrem depois da perda de um filho e de outros entes queridos. Talvez o exemplo mais famoso seja a morte de Debbie Reynolds no dia seguinte à de sua filha, Carrie Fisher. E, após a morte de um dos pais, o risco de doença cardíaca isquêmica aumenta em 41%, e o de derrame, em 30%.

Independentemente de a pessoa que você perdeu ser seu cônjuge, filho, irmão ou melhor amigo, o indicador mais importante de morte por coração partido parece ser a força de seu apego a quem morreu. Podemos ver evidências disso em um estudo sueco realizado por Dang Wei e Krisztina László, que observaram pacientes sobreviventes de um ataque cardíaco após a morte de um ente querido. Esses pesquisadores descobriram que, quando os sobreviventes de ataque cardíaco diziam que o impacto da perda era significativo, independentemente da relação de parentesco com o falecido, tinham um risco 12% maior de um segundo evento cardiovascular (em comparação a quando relatavam que o impacto era leve ou moderado). A intensidade de nossa reação de luto vem de quem a pessoa era para *nós*, e não apenas de quem ela era, e isso pode arrancar a vida de nosso coração.

Ter uma teoria sobre o motivo

Para mim, esses dados incríveis que demonstram que o luto aumenta o risco da própria mortalidade levantam a questão: "Por quê?". As teorias sobre *por que* o luto tem esse impacto no coração parecem ser de vital importância para resolver esse mistério, em vez de simplesmente documentar *o que acontece*. A maioria das pesquisas considera uma série de possíveis contribuintes, que explicam apenas um pouco do aumento do risco. Por exemplo, nesse último estudo, Wei e seus colegas incluíram a influência de idade, sexo, educação, estresse financeiro durante a infância, tabagismo dos pais durante a infância, tabagismo do parceiro, tabagismo do sobrevivente, derrame, diabetes, atividade física, histórico de doença cardíaca dos pais etc. Todos esses outros fatores foram responsáveis por apenas uma pequena contribuição para o aumento do risco de um segundo evento cardiovascular após a morte de um ente querido. Isso significa que o efeito do coração partido ainda está presente, mesmo quando tentamos explicá-lo por meio de inúmeras outras razões físicas. O impacto psicológico do luto choca nosso coração; a ausência de nosso ente querido único dilacera nosso tecido.

Duas estratégias científicas podem nos ajudar a descobrir por que o luto tem esse impacto. A primeira é desenvolver teorias que incorporem o que sabemos sobre as respostas psicológicas e fisiológicas no luto, como *a teoria do apego*. Trabalhando de cima para baixo, essas teorias indicam onde procurar mudanças nos biomarcadores, e os pesquisadores podem então projetar estudos para descobrir se os dados confirmam que as teorias são verdadeiras. A segunda funciona de baixo para cima. Podemos avaliar em pessoas enlutadas os mecanismos fisiológicos que constituem a função cardíaca (como frequência cardíaca, pressão arterial, inflamação e arritmia). Ao determinar se essas pessoas apresentam alterações nesses biomarcadores, os cientistas podem traçar um caminho plausível desde o evento da morte, passando por esses mecanismos, até o coração partido. Por exemplo, nem todos os enlutados apresentam alterações na função cardíaca. Então, quem está em maior risco de sofrer do fenômeno do coração partido? Se entendermos os mecanismos fisiológicos, poderemos encontrar respostas sobre se é a *gravidade* de nossa reação de luto a uma morte, em vez do simples fato da morte, que mais importa para nossa saúde física. Obviamente, a melhor maneira de avançar é usar as teorias de cima para baixo e o acúmulo de dados empíricos de baixo para cima juntos.

Teoria do apego

Ao longo deste livro, mostro várias teorias que explicam por que somos tão seriamente afetados pela morte de um ente querido. Em minha pesquisa, eu me baseei muito na teoria do apego para entender por que isso pode nos causar danos físicos. A teoria do apego foi descrita pela primeira vez em 1982 pelo psiquiatra britânico John Bowlby, que observou atentamente bebês que foram separados dos pais. Em relação aos eventos de perda de sua época, Bowlby havia estudado órfãos da Segunda Guerra Mundial e descrito sistematicamente o protesto e o desespero deles quando ficaram órfãos. Em seguida, foi além e fez comparações com as reações de separação em outras espécies de animais, o que nos deu novas e brilhantes percepções sobre a ciência básica do motivo pelo qual a perda tem um impacto tão grande. Não podemos estudar o luto e a perda sem antes estudar o amor e o vínculo, e seus estudos sobre separação revelaram a corda invisível do apego entre pais e filhos.

Como moro no Sudoeste Americano, quando penso em apego, sempre imagino uma série de pequenas codornas seguindo em fila atrás de seus pais. Cada bebê codorna tem uma pequena pena no alto da cabeça, que balança para cima e para baixo, uma versão em miniatura da mesma pena balançante dos pais. Certo ano, as codornas fizeram ninho em um vaso enorme no quintal da minha casa. Em algum momento da primavera, ouvi um barulho do lado de fora e, quando olhei pela porta de correr envidraçada, vi uma das codornas adultas de pé no chão, incentivando ruidosamente os filhotes a darem seu primeiro salto para fora do vaso. Isso exigiu bastante tempo e incentivo, em especial para que o último deles se aventurasse a sair. Protestar contra a separação e se esforçar para permanecer junto são parte integrante de nosso vínculo de apego. Esse vínculo é a corda invisível que às vezes se estende por quilômetros, ou por dias e semanas. É a crença profundamente arraigada: "Preciso esperar que essa pessoa volte. Ela sempre voltará para mim", ou "Preciso encontrá-la. Sei que ela está em algum lugar esperando por mim". Nossas crenças implícitas decorrentes do apego motivam paciência ou esforço incríveis. Essa motivação recebe sua força de poderosos neuroquímicos no cérebro. Depois que formamos um vínculo com quem amamos, nosso cérebro entende que essa pessoa única é diferente de qualquer outra de nossa espécie e usa dopamina, opioides, oxitocina e cortisol para nos motivar a procurá-la.

A teoria do apego prevê duas reações à ausência de nosso ente querido, demonstradas em várias pesquisas: protesto e desespero. Procurar a pessoa amada e protestar contra a separação fazem sentido quando ela está viva. Se protestar em voz alta contra sua ausência não funcionar, se não a trouxer de volta, o desespero se instala. No entanto, até mesmo nosso desespero tem sua função — é nosso cérebro reconhecendo que a pessoa amada nunca mais voltará, e o desespero é a manifestação desse profundo conhecimento de nossa nova realidade. Penso no protesto como: "*Ah, não, ela se foi?!?*" e no desespero como: "*Ah, não... Ela se foi...*". Ambos refletem a consciência da nova realidade, por mais dolorosa que seja.

Contudo, esse não é o fim da história. Esse processo natural de aprendizado acaba nos permitindo voltar a viver no momento presente, transformar nosso relacionamento com o falecido por meio de vínculos contínuos e, potencialmente, fortalecer nossos relacionamentos de apego com os entes queridos vivos ou até mesmo formar novos vínculos. O corpo físico da maioria de nós consegue suportar o processo estressante do luto, apesar de ser doloroso e perturbador. Nossa neurobiologia de apego foi projetada para nos permitir, com apoio, tempo e experiência, continuar a buscar uma vida significativa, tendo adquirido a consciência agridoce de que o amor e o luto fazem parte dela.

O coração é um órgão extraordinário

Embora a maioria de nós pense no coração em termos de encanamento (pressão sanguínea através de tubos, corrosão nas artérias), o aspecto mais fascinante dele é elétrico.

As células marca-passo batem autonomamente em seu tambor cerca de 220 vezes por minuto em cada coração, sem nenhuma razão aparente a não ser o milagre da vida. Dois sistemas elétricos primários conectam — ou inervam — o coração: o sistema nervoso simpático e o sistema nervoso parassimpático, juntos chamados de sistema nervoso autônomo. O sistema nervoso parassimpático usa o nervo vago, uma palavra que vem da mesma raiz de *vagar*, porque é isso que ele faz por todo o corpo: vagueia regulando muitos de nossos órgãos além do coração. Esse mesmo conjunto de fibras nervosas controla a laringe, a traqueia, o estômago, o pâncreas, os rins e o intestino.

O sistema nervoso parassimpático chamou minha atenção desde os primeiros dias da pós-graduação, quando estudei como ele poderia reagir durante o luto. Se o sistema simpático pode ser considerado o pedal do acelerador, o nervo vago do sistema parassimpático pode ser considerado o pedal do freio. A razão pela qual nosso coração funciona com uma frequência cardíaca em repouso de menos de 220 batimentos por minuto é que o freio vagal está sendo constantemente acionado (pelo menos quando estamos sentados). A genialidade desse sistema é que, quando o nervo vago solta um pouco o freio, o coração acelera no mesmo instante. Para que o sistema simpático faça o coração acelerar, é necessário um grande aporte de energia para liberar o hormônio adrenalina. Contudo, nosso nervo vago precisa de muito menos energia para simplesmente soltar o freio e aumentar a frequência cardíaca. Portanto, o sistema parassimpático pode reagir muito mais rápido e com menos esforço. É importante notar que o simpático e o parassimpático nem sempre são recíprocos. Ambos podem ser ativados, de forma análoga a um piloto de arrancada na linha de largada, pressionando os dois pedais para que o carro fique parado até a bandeirada. Esses dois sistemas trabalham juntos para adequar nossa frequência cardíaca às necessidades do corpo, com base no que está acontecendo em nosso ambiente.

Por que uma psicóloga estuda as influências exclusivas simpáticas e parassimpáticas sobre o coração? Porque a emoção, a concentração e o reconhecimento de acontecimentos estressantes afetam a frequência cardíaca. A psicofisiologia faz parte da psicologia desde os primeiros laboratórios do fisiologista alemão Wilhelm Wundt, quando a "psicologia" era uma nova disciplina, em 1879. A avaliação da frequência cardíaca percorreu um longo caminho desde então, utilizando modelos matemáticos elaborados para avaliar a maneira como um batimento cardíaco se relaciona com o próximo na sequência. Imagine a leitura de sua frequência cardíaca em um gráfico, com os picos nítidos gravados em um eletrocardiógrafo. Agora imagine a distância entre esses picos — em uma frequência cardíaca rápida, os picos estão próximos uns dos outros e, quando a frequência é lenta, os picos estão mais distantes; mas a distância entre os picos quase nunca é constante. De fato, nossa frequência cardíaca acelera e desacelera um pouco continuamente, ou apresenta *variabilidade*. A aceleração e a desaceleração seguem nossa respiração. Quando inspiramos, a frequência cardíaca aumenta. Quando expiramos, diminui. Se você correr e fizer seu coração bater, poderá sentir isso medindo o pulso quando parar. Durante a inspiração, a frequência cardíaca está acelerada devido ao esforço. Durante a expiração, você sentirá a pulsação diminuir. Compreender essas influências pode nos ajudar a resolver o mistério de por que um acontecimento estressante pode sobrecarregar nosso coração após a morte de um ente querido.

No entanto, em primeiro lugar, conhecer o funcionamento cardiovascular pode nos ajudar a entender como os vínculos com nossos entes queridos são criados e mantidos. O envolvimento social e o controle cardíaco que ele exige começam quando somos bebês. Grande parte disso acontece durante a amamentação, que exige um estado comportamental único, pois os bebês precisam se concentrar e permanecer quase imóveis. Recentemente, tive a alegria de cuidar de um bebê e posso dizer que a sucção da mamadeira exige uma quantidade surpreendente de esforço e concentração!

O engajamento social exige que façamos contato visual, modulemos o tom de voz e formulemos expressões faciais, tudo isso associado à experiência calma e segura da amamentação. Nossa capacidade de saber quando confiar em outros seres humanos começa aqui, com base no que vemos e ouvimos de nossos cuidadores. Nossa capacidade de criar laços sociais começa com arrulhos, olhares, sorrisos e sucção, todos regulados por nosso sistema autonômico. Por meio dessas expressões, comunicamos se queremos que nosso ente querido se aproxime ou nos dê algum espaço, e aprendemos os sinais dele para as mesmas solicitações. Interpretar sinais sociais, expressar nossas emoções, ficar irritado e depois se acalmar de novo

— tudo isso é auxiliado pelo sistema nervoso autônomo. Juntamente com os nervos simpáticos, o sistema nervoso parassimpático permite a calma (repouso e digestão) e a comunicação (vocalizações, expressões faciais e rotação da cabeça). Esse envolvimento social bem regulado viabiliza a criação de nossos vínculos de apego. Nossa psicologia e fisiologia estão intrinsecamente ligadas.

Um melhor tom vagal facilita a intervenção no luto

Como nosso freio vagal se relaciona com o estresse do luto? Em meu estudo de doutorado, eu estava curiosa para saber se as diferenças individuais no controle vagal permitiriam uma melhor regulação cardíaca durante as ondas de luto. Sabemos, por meio de pesquisas com pessoas que não estão enlutadas, que um controle vagal mais eficaz prevê menos ataques cardíacos. Assim, pedi aos participantes enlutados que fossem ao meu laboratório e medi a variabilidade de suas frequências cardíacas em repouso. Em seguida, pedi que escrevessem sobre o que aconteceu quando seu ente querido morreu. Solicitei que voltassem na semana seguinte e escrevessem uma carta de despedida para essa pessoa. Na terceira semana, pedi que escrevessem sobre como a morte dela havia afetado sua vida.

Descobri que quem tem maior controle vagal cardíaco demonstrava menos tristeza ao longo das três semanas. Essas pessoas se beneficiaram mais com o processamento da experiência de luto por meio da escrita, em comparação às enlutadas com menos controle vagal.[3] Também estudei um grupo de pessoas enlutadas que vieram para as mesmas três semanas e apenas escreveram sem emoção sobre os fatos que haviam acontecido durante o dia. Estes últimos participantes serviram como grupo de comparação, para que eu pudesse distinguir o efeito da intervenção da escrita de qualquer mudança que ocorresse naturalmente durante o luto. Ao contrário do grupo de intervenção, a melhora no luto no grupo de comparação não foi prevista pelo fato de os participantes terem ou não alto controle vagal.

Interpreto que esses resultados significam que dois elementos diferentes são importantes no luto: o processamento emocional *e* a regulação fisiológica simultânea. Expressar nossos sentimentos e pensamentos sobre o luto nos permite lidar com o que aconteceu e o que isso significa para nós. Se nossa regulação cardíaca nos permite reagir e nos recuperar dessas ondas de luto, então nos beneficiamos dessa expressão emocional na forma de menos luto ao longo do tempo. Esse estudo demonstrou as inter-relações entre nossa fisiologia e nossa psicologia. O coração pode ser visto como um barômetro preciso da natureza e da intensidade de nossos pensamentos, sentimentos e nossas motivações. A partir da leitura do coração, podemos testemunhar a dança automática e inconsciente entre nosso corpo e a perda que abalou nosso mundo. Ver o efeito do luto nos picos e vales de um eletrocardiograma nos lembra que o impacto da perda, embora pareça misterioso, é real.

Coração partido *versus* cardiomiopatia de Takotsubo

O aumento da taxa de mortalidade entre as pessoas enlutadas que estamos discutindo, ou "morrer por causa de um coração partido", é diferente da cardiomiopatia de Takotsubo, que foi relatada pela primeira vez em 1990 por Hikaru Sato e seus colegas enquanto tratavam sobreviventes de um terremoto no Japão, e se define como um "balonamento" anatômico específico do coração. Quando as pessoas com cardiomiopatia de Takotsubo chegam ao pronto-socorro, parece que estão tendo um ataque cardíaco, mas não estão, embora ainda precisem de atenção médica.[4] Portanto, o fenômeno do coração partido é mais amplo — *inclui a* cardiomiopatia de Takotsubo, mas também ataques cardíacos (inclusive fatais), derrames e outras ocorrências médicas. Morrer de um coração partido significa que a taxa de mortalidade entre pessoas enlutadas é maior do que entre não enlutadas, independentemente da causa.

No entanto, a cardiomiopatia de Takotsubo é fascinante. Ela em geral ocorre após um acontecimento extremamente estressante no dia a dia da pessoa. Pode ser a morte de um ente querido, mas também uma discussão séria, a notícia da doença de alguém próximo, um estresse significativo no trabalho, a ida a um funeral ou um terremoto. Menos conhecido e muito mais raro é o fato de que a cardiomiopatia de Takotsubo também pode ocorrer após um acontecimento intensamente positivo, como um casamento na família, uma festa de aniversário marcante, o triunfo de um time esportivo favorito ou ganhar na loteria.[5] O balonamento temporário do coração na cardiomiopatia de Takotsubo após um acontecimento emocional provavelmente resulta do "atordoamento" do coração pela adrenalina. Enquanto a cardiomiopatia de Takotsubo ocorre no dia de um acontecimento emocional, a morte por coração partido pode ocorrer a qualquer momento depois da perda, desde o mesmo dia até semanas, meses ou mesmo anos depois.

Um teste de estresse emocional para o coração

Um estudo exclusivo realizado na Austrália por Thomas Buckley e Geoffrey Tofler teve como investigação os mecanismos pelos quais as pessoas enlutadas podem morrer de coração partido.[6] Buckley, um enfermeiro de cuidados intensivos, entrou em contato com cônjuges ou pais de pacientes falecidos de departamentos de emergência de hospitais no espaço de até 72 horas após a morte de seu ente querido. Os participantes do estudo foram submetidos a avaliações cardiovasculares dentro de duas semanas após a morte e outra vez em seis meses. Buckley também registrou, como grupo de comparação, familiares não enlutados de pacientes de outros departamentos do hospital (como clínicas ortopédicas ou de endoscopia) e igualmente os avaliou em duas semanas e seis meses.

Com base nesse estudo cuidadoso, sabemos que as pessoas em estado de luto agudo têm uma frequência cardíaca de 24 horas mais alta, pressão arterial mais elevada e variabilidade de frequência cardíaca mais baixa do que as que não estão de luto. Esses são fatores de risco cardiovascular conhecidos, sugerindo que são mecanismos que podem contribuir para o aumento desse risco no luto. Além disso, os enlutados apresentaram fatores de risco para ataque cardíaco, derrame e alterações pró-trombóticas observadas em suas amostras de sangue. Eis a parte mais valiosa do estudo longitudinal de Buckley: essas medidas cardiovasculares voltaram ao normal depois de seis meses, de modo que a função cardíaca dos grupos de enlutados e não enlutados era indistinguível naquele momento.

Roman Palitsky (meu aluno de pós-graduação) e eu perguntamos: se o luto está causando o mau funcionamento de nosso coração, quando isso acontece? Em que circunstâncias ocorre o ataque cardíaco? Palitsky enfocou a pressão arterial como um mecanismo que se altera durante o luto e pode contribuir para o fenômeno do coração partido. Nossa ideia era de que o coração tem maior probabilidade de apresentar problemas durante uma onda de luto. De forma semelhante a um teste de estresse em esteira no consultório de um cardiologista, queríamos constatar como o coração reagia durante uma onda de luto, um tipo de teste de estresse emocional.

Para criar uma onda de tristeza, Palitsky e nossa equipe usaram uma tarefa de recordação do luto para evocar sentimentos de tristeza enquanto os participantes da pesquisa enlutados eram conectados a um eletrocardiógrafo e a um monitor de pressão arterial. A tarefa de recordação do luto vem de uma longa linha de pesquisa que os cardiologistas desenvolveram para avaliar o efeito de outras emoções na função cardíaca. Originalmente, a tarefa de recordação da raiva ajudou os pesquisadores a descobrir o papel da raiva na resposta e na recuperação cardiovascular, perguntando aos participantes sobre um momento em que se sentiram enfurecidos e depois mantendo a atenção nessa memória por dez minutos. Adaptamos ao luto, perguntando aos participantes sobre um momento em que se sentiram muito sozinhos após a morte de um ente querido. A pressão arterial foi avaliada antes e depois dessa onda de tristeza de dez minutos.

A pressão arterial sistólica dos participantes, ou seja, a pressão que o coração exerce sobre as artérias enquanto bate, aumentou cerca de vinte milímetros de mercúrio (a unidade usada para medir a pressão arterial) antes e depois da tarefa de recordação do luto.[7] Assim, o fato de que as ondas de luto afetam nossa pressão arterial, embora não seja surpreendente, ficou evidente. No entanto, talvez você se surpreenda ao saber que a pressão arterial aumentou, em média, tanto quanto com exercícios moderados, embora os participantes estivessem simplesmente sentados, conversando conosco.

Ainda mais importante é que os participantes que entraram no laboratório com o nível mais alto de sintomas de enlutados foram os que tiveram o maior aumento na pressão arterial durante a onda de luto. Para aqueles com o nível mais baixo de tristeza antes da tarefa, a pressão arterial sistólica aumentou cerca de dez milímetros de mercúrio, mas aqueles com o nível mais alto de tristeza apresentaram um aumento de 24 milímetros. Esses dados significam que não é apenas a morte de um ente querido, e sim também nossa reação emocional a essa perda que afeta nosso coração. A avaliação da gravidade do luto também oferece aos médicos uma maneira de identificar pessoas enlutadas que possam estar correndo maior risco de desenvolver problemas cardíacos, perguntando sobre um conjunto específico de sintomas de luto que ocorreram nas duas semanas anteriores. A maioria de nós experimenta ondas normais de luto durante o luto agudo, e, portanto, são necessárias mais pesquisas para determinar o nível de referência de gravidade do luto que prevê o aumento do risco cardiovascular. Contudo, independentemente disso, encontrar uma maneira de nos acalmarmos após as ondas de luto pode ser útil.

Por favor, não me entenda mal: acho que as ondas de tristeza são naturais e saudáveis, mas podemos nos beneficiar tanto do aumento quanto da recuperação de nosso volume emocional, como a onda que bate na praia e depois se esvai, voltando ao oceano.

A ausência faz o coração reagir

Eu nunca tinha ficado sozinha durante a noite até os dezoito anos. No verão seguinte ao término do ensino médio e antes de ir para a faculdade, aceitei um emprego como babá com uma família que morava a cerca de três horas da cidade onde cresci. Certo final de semana, a família saiu para uma pequena viagem de férias, me deixando sozinha durante a noite pela primeira vez. À medida que escurecia, fui tomada por uma experiência inexplicável. Não conseguia identificar por que estava tendo sentimentos tão intensos ou mesmo quais eram esses sentimentos. Lembro-me vividamente de tentar descobrir o que estava acontecendo comigo, e a comparação mais próxima a que consegui chegar foi a sensação que tive antes de subir ao palco para uma apresentação musical. Era excruciante. E misterioso, pois a sensação parecia não ter causa e não acabava. Tentei limpar a casa, passando o aspirador de pó com vigor em resposta à minha inquietude aparentemente interminável, como se tivesse bebido uma garrafa inteira de café. Por fim, liguei para uma pessoa que havia conhecido na vizinhança, e ela me deixou passar a noite em sua casa. O que hoje reconheço como ansiedade de separação me atormentaria nas décadas seguintes, um terror sem nome que eu temia.

O que eu não ficaria sabendo durante décadas é que esse tipo de ansiedade é uma reação comum ao ser separado. Todos os seres humanos têm um sistema neurobiológico de apego, embora nem todos reajam da mesma forma ao ficarem sozinhos. A separação de um ente querido provoca uma reação em nós, e esses sentimentos são normais e adaptativos. Essa mesma reação à ausência daquela pessoa mais especial para nós revela nosso vínculo com ela. O apego faz as pessoas que tem uma ligação voltarem a se unir depois de estarem longe, permitindo que explorem o mundo, busquem alimentos ou descubram novas paisagens e voltem a quem amam. É vital para nossa sobrevivência, e essa reação de pânico ao sermos separados nos motiva a nos reunirmos. O regresso nos mantém seguros, oferecendo-nos proteção e carinho.

Talvez não seja de admirar que o neurocientista Jaak Panksepp tenha chamado de "sistema de pânico" o neurocircuito subjacente a essa reação de separação. É provável que você também já tenha tido essa reação: já olhou para baixo e percebeu que seu filho não estava ao seu lado? A adrenalina que de repente corre por suas veias e a busca frenética resultante são o reconhecimento e a reação de seu sistema neurobiológico de apego ao fato de que uma parte vital sua está faltando. Você e a outra pessoa formaram um "nós", que agora é a linha de base de como você funciona no mundo. Como esse vínculo foi formado, a ausência do "você" em relação ao "eu" significa que o "nós" não está completo e gera uma resposta proporcional à importância dessa pessoa para seu funcionamento. Parte dessa resposta é o aumento da frequência cardíaca, o que possibilita a reação de protesto, que é chamar e procurar a pessoa. O aumento da frequência cardíaca é uma reação útil à separação, pois nos dá o impulso de energia necessário para a busca. Mas quando a separação é a nova realidade permanente, como na situação incomum da morte de um ente querido, esse aumento da frequência cardíaca ainda nos atormenta. Nosso cérebro tem um imperativo: manter nossos entes queridos por perto. Nossa nova realidade de perda permanente será aprendida com lentidão, pois o luto ao longo do tempo nos permite administrar nossas ondas de pânico e tristeza, desenvolver novos vínculos ou fortalecer os já existentes e encontrar significado outra vez no novo mundo em que agora vivemos.

Infelizmente, já que a maioria de nós não sabe como o poderoso sistema de apego funciona nos seres humanos, achamos misteriosas nossas reações fisiológicas (aumento da frequência cardíaca) e nosso comportamento (energia inquieta) ao sermos separados de entes queridos. Eu não sabia o que estava sentindo naquele verão, quando anoitecia e não havia ninguém em casa comigo. A vizinha que me deixou passar a noite com ela supôs que eu estava com medo de a casa ser invadida. Eu sabia que não tinha medo de que algo perigoso acontecesse, mas nunca me ocorreu que meu pânico tivesse sido causado pela ausência de alguém próximo. Eu queria desesperadamente sair de casa para morar sozinha — havia tanta coisa no mundo para explorar, e meu cérebro e meu corpo em desenvolvimento me levavam a querer essas experiências pioneiras —, mas a separação de minha mãe ainda não era algo que eu havia aprendido a tolerar. Durante minha infância e adolescência, ela também não conseguia tolerar se separar de mim, e, portanto, eu tinha poucas experiências às quais recorrer e poucas habilidades desenvolvidas para lidar com o sentimento de solidão.

Nosso ente querido como nosso marca-passo externo

Para entender o mistério de por que sofremos fisicamente quando nos separamos de um ente querido, de como nosso coração pode se partir quando ele morre, precisamos primeiro entender o papel que ele desempenha em nossa fisiologia quando está vivo. A corregulação define um relacionamento. Quando "você" e "eu" se unem, nosso "nós" se torna um sistema funcional e nossos sistemas fisiológicos (cardiovascular, endócrino) se entrelaçam, mesmo operando em corpos separados.[8] Assim como a força invisível da gravidade, o apego é uma propriedade de duas pessoas mantidas na órbita uma da outra. Encarando um relacionamento de apego como um sistema dinâmico, o psiquiatra Myron Hofer escreveu um artigo inovador na pesquisa do luto em 1984, chamado "Relationships as Regulators: A Psychobiologic Perspective on Bereavement" [Relacionamentos como reguladores: Uma perspectiva psicobiológica sobre o luto]. Ele ressaltou que essa regulação não é aparente enquanto os dois membros de uma díade estão na vida cotidiana. Somente com a remoção de um de seus membros é que a função reguladora é revelada, porque a ausência de um afeta o funcionamento do outro. De fato, o relacionamento tem uma função reguladora para vários sistemas fisiológicos diferentes.

Por exemplo, Hofer descobriu que, em filhotes de ratos com duas semanas de vida, a regulação fisiológica é delegada em parte à mãe. Quando a mãe era removida, se os pesquisadores continuassem a fornecer calor aos filhotes, o lento declínio na atividade que costuma ocorrer após a separação era evitado. Além de proporcionar informações termorreguladoras, ao fornecer leite suficiente para o ganho de peso adequado, os filhotes mantiveram a frequência cardíaca normal. O fornecimento desse leite no cronograma de amamentação estabelecido pela mãe durante um ciclo de 24 horas também regulou o sono de movimento rápido dos olhos (REM) dos filhotes. Isso significa que várias relações regulatórias foram reveladas: aspectos individuais da entrada da mãe regulavam diferentes sistemas fisiológicos dos filhotes.[9]

Esse último exemplo de regulação do ritmo diurno aponta para uma função importante que desempenhamos na vida de nossos entes queridos — nossos sistemas estão em sincronia, sintonizados, regulando uns aos outros. Nossos sistemas biológicos funcionam em um padrão diurno, nossos hormônios se elevam e declinam ao longo das 24 horas de forma previsível, em sintonia com a luz e a escuridão porque evoluímos para viver no planeta Terra. O sono e a fome também têm esse ritmo diurno. Tudo isso é orquestrado por osciladores complexos no hipotálamo de nosso cérebro, marca-passos que aumentam e diminuem continuamente a produção de hormônios durante o dia e a noite. No entanto, esses marca-passos exigem sincronização diária. Se fossem deixados por conta própria, sem nenhum estímulo ambiental, eles funcionariam em um ciclo mais próximo de 25 horas. As entradas ambientais que nosso cérebro usa para os pequenos ajustes que nos mantêm em um ciclo de 24 horas são chamadas de *zeitgebers*, que significa "doadores de tempo" em alemão. Muitos *zeitgebers* foram descobertos, incluindo a luz, a escuridão e a temperatura. O mais fascinante é que vários deles são inputs sociais, como nossos entes queridos, e nos relacionam uns com os outros e com nosso mundo natural.

Quando alguém que amamos morre, seus inputs, que regulavam nosso corpo de maneira imperceptível, são arrancados de uma só vez. Ficamos desregulados, sem o cheiro, o toque e o tempo deles. Essa desregulação se manifesta como uma névoa mental ou pode ser sentida como fadiga, inquietação, falta de apetite ou incapacidade de dormir. O papel regulador daquela pessoa especial em nossa vida era invisível, mas sua ausência o revela com a mesma clareza do dia. Podemos sentir que estamos enlouquecendo. Descobrimos que a autorregulação totalmente independente de nosso corpo não existe, mesmo na idade adulta. Os relacionamentos continuam a desempenhar um papel importante na regulação cotidiana de nossos sistemas biológicos internos durante toda a vida.

A grande maravilha de nosso corpo humano, entretanto, é que ele não para de se ajustar, se curar e aprender. Quando se torna cada vez mais evidente para nós que a dolorosa realidade da perda é verdadeira, que nosso ente querido não vai voltar, aos poucos nossa fisiologia faz uso do mundo ao redor. Quanto mais fazemos isso, mais nos acostumamos aos ritmos da nova realidade. Como a vida continua e nos pede para acompanhá-la, ela atinge o âmago de nosso corpo e nos ajuda a encontrar um novo equilíbrio.

Reconhecendo o luto como um fator de risco cardiovascular

Embora a morte de um ente querido seja um acontecimento raro na vida de um indivíduo, é uma experiência quase universal em toda a população, tornando o efeito do luto sobre os resultados médicos uma preocupação significativa de saúde pública. A associação entre luto e risco de mortalidade é tão forte quanto outras associações bem estabelecidas, como entre tabagismo e mortalidade. Apesar da evidência generalizada do aumento do risco de eventos cardíacos logo após a morte de um ente querido, não houve nenhuma tentativa em larga escala de estudar o tratamento preventivo para o fenômeno do coração partido.

Um estudante de medicina alemão, Sebastian Karl, veio ao meu laboratório para abordar a questão do que poderia ser feito para prevenir eventos cardíacos decorrentes do luto. Ele ressaltou que o luto agudo como fator de risco cardiovascular é temporário e previsível. Quando alguém morre em uma unidade de terapia intensiva, em uma unidade de cuidados paliativos, em um pronto-socorro ou em uma casa de repouso, sabemos quem é o cuidador principal, que fica ao lado do leito. Nossas instituições médicas geralmente não têm uma visão holística do atendimento, mas é possível considerar que, embora o paciente tenha sido nossa principal preocupação até o momento da morte, a pessoa ligada ao falecido se torna nosso paciente naquele momento.

Karl e eu tivemos a ideia de que uma dose baixa diária de aspirina durante o luto agudo — o breve período de maior risco — poderia ser uma estratégia de prevenção adequada. A aspirina, com suas propriedades anti-inflamatórias, tem como alvo os principais fatores de risco cardiovascular que se elevam durante o luto. Gostei da ideia de usar esse medicamento porque ele é barato, está amplamente disponível e não requer receita médica, além de o público já associar a aspirina infantil à prevenção de ataques cardíacos. Também tem uma baixa incidência de contraindicações, exceto para quem sofre de úlceras ou alergia a algum de seus componentes.

Karl e eu decidimos que, apesar da falta de financiamento, tentaríamos fazer um estudo como prova de conceito.

Para esse estudo, recrutamos dez participantes enlutados nos últimos trinta dias e doze não enlutados, fornecendo aspirina para metade de cada grupo e um placebo para a outra metade. Não era um tamanho de amostra para provar qualquer coisa sobre a eficácia da aspirina para a prevenção do luto; era uma oportunidade de demonstrar que pessoas com luto agudo poderiam achar a ideia aceitável e estar dispostas a tomar um comprimido diário por uma semana. Durante uma visita ao laboratório, depois de os participantes terem tomado aspirina ou placebo por sete dias, usamos a mesma tarefa de recordação de luto descrita anteriormente para evocar uma onda de luto. Os participantes que receberam aspirina se recuperaram mais rápido após a onda de tristeza provocada do que os participantes que receberam o placebo. Por exemplo, a frequência cardíaca diminuiu mais no grupo da aspirina, embora o pequeno tamanho da amostra impossibilite dizer se isso seria verdade em geral ou se era específico de nossos participantes. Um estudo maior com 85 participantes que usaram aspirina e um betabloqueador durante seis semanas de luto agudo foi realizado por Buckley e Tofler na Austrália. Eles também constataram maior redução dos indicadores de risco cardiovascular no grupo de medicação, incluindo uma frequência cardíaca de 24 horas e pressão arterial sistólica mais baixas.[10]

Como método primário de prevenção de ataques cardíacos na população em geral, a aspirina diária não é mais usada. O benefício da prevenção de eventos cardiovasculares deve superar o risco de sangramento causado pelo aumento da ingestão de aspirina, e esse não é nitidamente o caso do uso a longo prazo. Contudo, o luto agudo aumenta o risco cardiovascular por um breve período, e isso pode mudar o equilíbrio rumo ao benefício se a aspirina for usada apenas por um tempo limitado, como algumas semanas. No entanto, preciso ser muito objetiva: ainda não foram realizados estudos clínicos randomizados que avaliem a eficácia do uso de aspirina a curto prazo no luto agudo.

Um chamado à ação

A teoria do apego sugere que entregamos nosso coração à pessoa que amamos. Quando criamos um vínculo com alguém, também nos tornamos um marca-passo externo para o coração dessa pessoa, e ela se torna um marca-passo para o nosso. Essa corregulação fisiológica traz todos os tipos de benefício quando estamos juntos, mas, com a morte de um membro do par, o sobrevivente precisa aprender a regular seu sistema cardiovascular sem esse relacionamento. Tragicamente, perder uma parte do "nós" pode ser muito difícil para alguns corações, e a perda às vezes leva a batimentos cardíacos acelerados, arritmia, cardiomiopatia de Takotsubo e, para alguns, à morte por coração partido. A longo prazo, o luto também pode afetar nosso sistema imunológico, como veremos no próximo capítulo. Espero que a conscientização de que o luto agudo é um fator de risco para insuficiência cardíaca e outras doenças leve a uma campanha de educação para nossos departamentos de emergência, equipes de cuidados paliativos e agentes funerários, a fim de oferecer um atendimento holístico aos enlutados.

2
O sistema imunológico

Minha amiga Lizzie Pickering escreveu *When Grief Equals Love: Long-Term Perspectives on Living with Loss* [Quando luto é amor: Perspectivas de longo prazo sobre a convivência com a perda] após a morte de seu filho de seis anos, Harry, devido a uma forma grave de distrofia muscular. Ela lembra que, nos primeiros dois anos de luto, sempre parecia estar sofrendo de um resfriado. Seu médico prescrevia antibióticos e, quando ela não melhorava, era diagnosticada com pneumonia e recebia várias rodadas de antibióticos mais fortes. Lizzie tinha episódios graves de asfixia. Simplesmente não conseguia respirar.

Lizzie lembra que a respiração começou a se tornar um problema à medida que a doença de Harry progredia. Ela ficava atenta a cada respiração do filho, completamente concentrada em seus sintomas e reagindo a cada necessidade que o corpo dele não conseguia administrar. Essa devoção carinhosa a deixou em sincronia com Harry, de modo que, à medida que a respiração dele ficava mais lenta, a dela o acompanhava. Lizzie se deu conta de que estava prendendo a respiração. Tal sincronização fez com que ela não ficasse totalmente surpresa quando desenvolveu pneumonia, porque Harry estava com pneumonia quando morreu.

Além disso, sua reação à trágica perda foi se dedicar ao voluntariado no hospital infantil onde Harry morrera. Era um trabalho significativo, e ela se lembra de que sentia que a única maneira de sobreviver era se obrigar a seguir em frente. Em meio ao luto, ela trabalhava por horas longuíssimas, mesmo constantemente desenvolvendo bronquite ou pneumonia e se recuperando em seguida. Olhando para trás, Lizzie reconhece que seu corpo estava gritando para ela: *Ceda e permita-se sofrer!* No entanto, ela não conseguia.

Mais de vinte anos depois, Lizzie pôs em prática medidas preventivas. Buscou informações sobre os custos físicos do luto e sabia que precisava fazer mudanças em sua vida. Ela pratica ioga todas as manhãs antes de começar o dia. Embora o exercício físico seja importante, ela diz que o benefício mais significativo vem do fato de se ancorar no presente, sintonizar-se com o que está sentindo e ouvir o que seu corpo pode fazer. Olhando para trás, ela se pergunta como conseguiu sobreviver, mas o luto a fez descobrir como seu corpo reage ao estresse, levando-a ao pânico e à fuga, e como a consciência e a prática podem ajudá-la a respirar através das ondas do luto.

Aumento da mortalidade por todas as causas

No capítulo anterior, falamos sobre o aumento da taxa de ataques cardíacos e derrames após a morte de um ente querido. Embora as causas cardiovasculares representem grande parte do aumento do risco de mortalidade, o aumento das taxas de câncer (pulmão, estômago, mama etc.) e de doenças respiratórias também é revelado em grandes estudos sobre a população enlutada. Essas pesquisas confirmam que, como no caso de Lizzie, as pessoas enlutadas são mais suscetíveis à pneumonia e gripe. Em minha pesquisa inicial como bolsista de pós-doutorado, considerei a variedade desconcertante de mortalidade por todas as causas depois da morte de um ente querido. Ocorreu-me que uma possível mudança que afetasse todas essas diferentes doenças poderia estar no sistema imunológico. Decidi fazer estudos próprios e descobri que havia um aumento da inflamação em participantes de pesquisas enlutados em comparação aos não enlutados.[1] Chris Fagundes, da Universidade Rice, e outros realizaram estudos com amostras maiores e descobriram esse mesmo aumento.[2] Como a inflamação pode afetar qualquer órgão e sistema de nosso corpo, seu aumento poderia contribuir para os vários tipos de doenças e distúrbios que observamos nos enlutados.

No entanto, nem todo mundo desenvolve uma doença após a morte de um ente querido. Uma possibilidade é que algumas pessoas tenham vulnerabilidades preexistentes, exacerbadas pelo estresse do luto. Por exemplo, Lizzie diz que as infecções pulmonares são um ponto fraco do lado paterno da família, embora ela nunca tenha sofrido com isso antes da morte de Harry. O estresse do luto, com o aumento da inflamação que o acompanha, pode revelar ou acelerar a vulnerabilidade existente. As vulnerabilidades podem ser diferentes entre as pessoas, de modo que uma pode ter dificuldade para combater a gripe e outra pode ter uma recorrência de câncer. Talvez meu diagnóstico de esclerose múltipla seja um exemplo dessa interação entre vulnerabilidade e estresse. Eu poderia ter desenvolvido a doença mesmo sem o impacto do luto, pois tinha um histórico familiar. É lógico que meu histórico de saúde individual não constitui um estudo científico — nunca saberei como seria para mim uma vida paralela em que minha mãe não tivesse morrido. Contudo, as pesquisas indicam evidentemente que nosso sistema imunológico pode ser afetado durante o luto.

Inflamação

Um dos sinais mais visíveis de uma resposta imunológica é a inflamação. Até mesmo os antigos sabiam da importância da inflamação e a nomearam em seus escritos. Essa resposta universal de inflamação que identificamos em nossa pele quando a barreira protetora é rompida por um corte ou arranhão tem sido observada pelos seres humanos desde que evoluímos. Consequentemente, os sinais característicos da inflamação têm nomes que vêm do latim, mesmo em línguas como o inglês: rubor (vermelhidão), tumor (inchaço), calor e dor. Essas alterações no local da ruptura são provocadas pelo influxo de fluidos (sangue e linfa) e células imunológicas (glóbulos brancos) que correm para combater qualquer infecção em potencial.

Bactérias, vírus e parasitas são reconhecidos de imediato como *não pertencentes* ao organismo pelas células imunológicas residentes da pele, que ficam à espera de ação. Quando reconhecem uma partícula que não faz parte do *eu*, as células fazem o possível para se livrar dela, muitas vezes simplesmente engolindo-a e destruindo-a dentro de sua membrana celular. Essa ação de reconhecer e ingerir o que não pertence também faz as células imunológicas enviarem mensagens para o restante do sistema imunológico pedindo ajuda. Essas mensagens são enviadas na forma de proteínas chamadas citocinas. É por serem os indicadores da inflamação que elas são frequentemente chamadas de "marcadores inflamatórios".

Essas células imunológicas residentes em nossa pele também têm outra função. Depois de engolir o que não pertence e despedaçá-lo com seu maquinário celular interno, elas exibem um troféu de sua captura na parte externa da célula. Esse pedacinho da bactéria ou do vírus (chamado de "antígeno") não pode nos ferir, mas permite que as células imunológicas que chegam em resposta às mensagens de alarme das citocinas saibam imediatamente com o que estão lidando. *Ah, é isso que estamos procurando! Foi isso que rompeu a barreira, e agora precisamos procurá-lo e destruí-lo.* No entanto, algumas de nossas células residentes que exibem seu troféu também fazem uma viagem importante, dirigindo-se ao local onde encontrarão a maior concentração de células imunológicas — o que eu gosto de chamar de "Discoteca dos Linfonodos".

Algumas de nossas células imunológicas, como as células T e B, não residem na pele, mas circulam por todo o corpo. As células T e B andam por nossos sistemas sanguíneo e linfático, que se entrelaçam em todos os tecidos e órgãos, fazendo vigilância em moléculas não pertencentes em todo e qualquer lugar. Todas as nossas células imunológicas detectam moléculas pertencentes e não pertencentes. As células imunológicas nascem na medula óssea e são educadas lá sobre o que é pertencente e não pertencente. Durante essa fase de desenvolvimento, elas são apresentadas a todas as moléculas nativas do corpo, ou seja, as pertencentes. Se, mais tarde em seu ciclo de vida, uma célula se depara com algo que não seja uma dessas moléculas, sabe que deve atacar. Contudo, nossas células T e B são especiais — gosto de dizer que elas também recebem um diploma universitário: vão para a Universidade do Timo e recebem treinamento especializado sobre o que fazer em reação a moléculas não pertencentes.

Embora as células imunológicas destinadas a se instalar em nossa pele (e em outros tecidos) reajam a uma ampla gama de moléculas não pertencentes, cada uma de nossas células T e B reage apenas a uma molécula em todo o universo, sua molécula única e especial. Essa incrível complexidade, essa diversidade no conjunto de células imunológicas que cada um de nós produz, ocorre por meio de um rearranjo infinito de partes do nosso código genético. Isso significa que a gama de células T e B em nosso corpo pode reagir a qualquer molécula que encontraremos na vida. Ministro um curso de psiconeuroimunologia há muitos anos e ainda acho esse fato surpreendente.

Gosto de dizer aos meus alunos que as células T e B frequentam a Discoteca dos Nódulos Linfáticos porque, para que elas tenham a melhor chance de encontrar sua molécula especial, uma boa estratégia é frequentar um local popular. A célula imunológica residente na pele engole a molécula não pertencente e, em seguida, exibe a molécula do antígeno troféu em sua superfície celular antes de chegar ao linfonodo. A dança especial entre a célula imune que apresenta o antígeno e a célula especial T ou B ativa a célula T ou B para desencadear uma sequência incrível de acontecimentos. Ela começa a se dividir com rapidez, criando mais células exatamente iguais a ela para reagir ao intruso. No caso das células T, as células adicionais específicas para essa bactéria ou vírus vão até a fonte e ajudam a destruí-la. No caso das células T e B, as adicionais produzem anticorpos que também podem ir até a fonte. Você já teve um linfonodo inchado? Durante uma infecção, há muitas células imunológicas lá, e as células T e B se dividem rapidamente, fazendo-o ficar inchado. Quando há uma infecção nos pulmões em vez de em um corte na pele, como aconteceu com Lizzie quando teve pneumonia, o fluido extra cheio de células imunológicas pode causar asfixia e dificultar a respiração profunda.

Quando o sistema imunológico se desregula

A complexidade incrivelmente elegante do sistema imunológico tem um lado negativo. Nosso corpo produz uma variedade infinita de células imunológicas, capazes de reagir a qualquer molécula do universo. Entretanto, isso significa que algumas de nossas células imunológicas, quando nascem na medula óssea, reagirão a moléculas pertencentes, como a mielina ou o tecido conjuntivo. Ou seja, uma etapa essencial no processo de desenvolvimento de nossas células imunológicas é a descoberta e a remoção de qualquer célula imunológica que reaja a uma molécula nativa de nosso corpo. Essa expulsão deve ocorrer antes de a célula se graduar e ir para a circulação, enquanto ela ainda está na medula óssea elementar (para todas as células imunológicas) ou na Universidade do Timo (para células T e B). No entanto, qualquer sistema de detecção tem seus erros, e, ocasionalmente, uma célula T ou B escapa e reage às moléculas de nosso corpo. Essas células errantes são as possíveis causas da autoimunidade.

A inflamação que eu estava descrevendo após um corte na pele pode ocorrer em qualquer tecido do corpo, embora seja mais difícil de ver do que na superfície da pele. Por exemplo, ocorre nos pulmões quando as bactérias infectam as células pulmonares, como no caso de Lizzie. Ou a inflamação no coração pode ser causada pela reação às células mortas após a lesão de um órgão (porque essas células agora são reconhecidas como não pertencentes) para iniciar a limpeza e a remoção. A inflamação faz parte da maioria das principais doenças — doenças cardíacas, câncer e distúrbios autoimunes, como artrite reumatoide, lúpus e esclerose múltipla.

Na esclerose múltipla (EM), as células T confundem nossa mielina com moléculas não pertencentes. A mielina é a substância gordurosa que envolve e isola as fibras nervosas. Esse dano à mielina e a incapacidade de substituí-la significam que os nervos conduzem sinais elétricos mais lentamente no cérebro e na medula espinhal. Sem a mielina para proteger as fibras nervosas, elas também podem ser danificadas. Os danos à mielina ou aos nervos interferem na transmissão dos sinais nervosos entre o cérebro e outras partes do corpo. É por isso que os sintomas da EM são tão variáveis — os nervos controlam quase todas as funções do organismo, inclusive a visão, a forma de andar, o controle da bexiga e do intestino, a cognição. Sinais nervosos errôneos podem resultar em dor (que foi meu primeiro sintoma), espasmos ou tontura. Talvez o sintoma mais comum, no entanto, seja a fadiga intensa, que pode limitar as atividades de pessoas que têm EM e que, de outra forma, poderiam funcionar bem.

Como mencionei na introdução, tive as primeiras sensações estranhas que indicavam a EM cerca de um ano após a morte de minha mãe. Embora algumas reações fisiológicas do luto sejam agudas, como ataque cardíaco e aumento da pressão arterial, outras reações são mais prolongadas. Por exemplo, a inflamação aumenta após o luto e pode permanecer alta por um longo período. No entanto, como afeta muitos sistemas de órgãos, o impacto dessa elevação pode levar a mudanças persistentes e talvez tenha me afetado muito depois da morte de minha mãe.

A história dos estudos sobre imunidade e luto

Não sou a primeira pesquisadora a questionar se o luto causa alterações no sistema imunológico. Em 1977, o psiquiatra australiano Roger Bartrop publicou na *The Lancet* o primeiro estudo sobre a reação do sistema imunológico à morte de um ente querido. Nos quarenta anos seguintes, foram concluídas cerca de três dúzias de estudos adicionais, que investigavam muitos aspectos diferentes da resposta imunológica. Em alguns estudos verificou-se se o número de células imunológicas diminuía; em outros, se as células imunológicas não funcionavam tão bem quanto nas pessoas que não estavam de luto. Outros ainda analisaram a capacidade das células imunológicas de uma pessoa enlutada de reagir a bactérias em uma placa de vidro (*in vitro*), e em outros investigou-se se as pessoas enlutadas apresentavam aumento da inflamação. Em resumo, essa área de pesquisa sobre o luto teve muitas paradas e inícios. Nenhuma teoria unificada ou mesmo processo sistemático foi usado para lidar com a difícil questão de se o complexo sistema imunológico humano é afetado pelo luto. No entanto, esses estudos criaram uma base. Em 2019, a psicóloga Lindsey Knowles e eu revisamos todos esses artigos e mostramos que, embora algumas das primeiras pesquisas tivessem pequenas amostras de pessoas e usassem métodos mais antigos de avaliação do sistema imunológico, a maioria mostrou uma conexão entre uma função imunológica mais fraca e o luto.

Esses estudos revelam que a morte de um ente querido pode alterar a constelação de nossas células imunológicas em circulação, diminuindo a proporção de alguns tipos dela. Outras evidências sugerem que essas células se tornam menos eficazes na montagem de uma defesa contra vírus e bactérias. Por exemplo, viúvos e viúvas mais velhos se beneficiam menos de uma vacina contra a gripe em comparação aos adultos mais velhos que não estão de luto, resultando em menos imunidade à gripe.[3] Inclusive, após a morte de um ente querido, as infecções por gripe, pneumonia e sepse são mais prováveis.

Quando Knowles e eu lemos toda a literatura científica sobre o luto e o sistema imunológico, embora os estudos estivessem espalhados por várias décadas, ficamos impressionadas com um tema que não é revelado em pesquisas sobre o fenômeno do coração partido agudo. O luto pode ser um fator de risco para o aumento da ocorrência de doenças e morte, mas um grupo específico de enlutados é responsável pela maior parte do risco — aqueles que apresentam a reação mais grave ao luto. O luto é uma categoria — em um período definido, ou você está de luto, ou não está. Como acontece quando alguém marca uma caixinha na qual está escrito *viúvo*, todos os enlutados são agrupados nos dados epidemiológicos. No entanto, em vez de perguntar simplesmente se você está de luto, podemos perguntar sobre a gravidade de sua reação de luto. Ao dar a uma pessoa enlutada um questionário de autorrelato (às vezes chamado de "escala"), ou ao entrevistá-la com um conjunto de perguntas padronizadas, podemos determinar a *intensidade* e a *frequência* das ondas de luto e o quanto ele interfere em sua capacidade de funcionamento no dia a dia. A gravidade de sua reação à perda nos diz algo diferente do que uma pergunta de *sim* ou *não* sobre o fato de ela ter sofrido uma perda. Em nossa análise dos estudos imunológicos, sugeriu-se que o luto grave ou os sintomas depressivos durante o luto provavelmente prejudicam mais a função imunológica do que as respostas resilientes típicas à morte de um ente querido.

É importante entender o impacto do luto de forma mais geral e da gravidade do luto especificamente. Cada um deles pode prever diferentes resultados médicos. Suspeito que possamos descobrir que o luto prevê eventos médicos agudos, mas a gravidade do luto prevê problemas de saúde de longo prazo. Se as pessoas com reações de luto mais severas à perda correm um risco maior de ter resultados médicos ruins, nosso sistema de saúde deve fazer uma triagem e acompanhá-las ou oferecer cuidados preventivos.

A teoria do comportamento de doença

Discutimos a maneira como o estresse do luto pode contribuir para a inflamação ou a disfunção imunológica. Em contrapartida, o aumento da inflamação pode piorar a sensação de luto. Uma boa teoria nos ajudaria a prever o que poderia acontecer em diferentes condições de luto e nos daria uma perspectiva de como intervir em pessoas que batalham tanto com as emoções devastadoras do luto quanto com uma maior vulnerabilidade a doenças. O mais fascinante é que uma teoria pode revelar que parte do impacto psicológico após a morte de um ente querido talvez resulte do fato de nosso sistema imunológico motivar diretamente nosso comportamento.

No primeiro capítulo, discutimos a teoria do apego. Uma segunda teoria que me ajudou a entender como funciona o luto surgiu na década de 1990, no novo campo da psiconeuroimunologia (PNI). A *teoria do comportamento doentio* veio da descoberta de que, quando a inflamação aumenta no corpo, ela muda nosso comportamento, nossas metas e toda a nossa motivação. Você se lembra da última vez que ficou gripado? Você se sentiu "péssimo", porém, mais especificamente, deve ter tido muito pouco interesse em fazer qualquer coisa social, ir trabalhar ou fazer uma prova, querendo apenas ficar na cama. Os pesquisadores de PNI perceberam que, quando as pessoas têm altos níveis de inflamação devido a uma doença, em geral se sentem tristes, têm dificuldade de dormir e comer, e se afastam das outras pessoas. Embora costume ser um estado de curta duração, se parece muito com a depressão. Em um exemplo diferente, quando os pacientes iniciam um tipo de quimioterapia que aumenta a inflamação, observamos um aumento drástico nos sintomas de depressão. Isso indica que a inflamação é a causa do aumento dos sintomas depressivos. Inclusive, para alguns tipos de quimioterapia, o padrão de tratamento agora é fornecer antidepressivos antes mesmo do início. Mesmo em animais, se administrarmos proteínas inflamatórias diretamente em seu sistema, veremos que a exploração e a interação social diminuem. A maneira como nos sentimos no âmbito emocional é motivada não apenas pelo que pensamos como também pela maneira como nos sentimos fisicamente (mesmo que não seja consciente). A inflamação elevada influencia nosso comportamento de formas que podemos demonstrar e medir com discernimento em estudos científicos. Como sabemos que a inflamação aumenta durante o luto, talvez ela possa ajudar a explicar algumas das mudanças em como nos sentimos, pensamos e nos comportamos durante o luto.

Reação do corpo à lesão da perda

A teoria do apego identifica que nosso protesto contra a perda de uma pessoa amada coincide com o aumento da frequência cardíaca, da pressão arterial e dos níveis de cortisol — o modo de sobrevivência que em geral assume o controle no início. Essa reação de protesto inclui a preocupação com a pessoa perdida. Sentimos ansiedade e às vezes a procuramos, tentando restabelecer uma conexão, como faríamos se o ente querido estivesse simplesmente desaparecido em vez de morto. Esse comportamento de busca pode parecer inquietação na pessoa de luto e, portanto, é muito diferente da outra reação à perda, que a teoria do apego chama de desespero. O desespero, ou a desistência da ideia de tentar encontrar o ente querido falecido, acompanha um aumento da inflamação no corpo.[4] A experiência do desespero durante o luto parece um cobertor pesado sobre nós. Em inglês, a palavra "luto" é *grief*, derivada do verbo latino *gravare*, que significa "carregar", e do adjetivo *gravis*, que significa "pesado". É a mesma raiz que forma a palavra *gravidade*. Nós nos sentimos presos à Terra, em uma paralisia que resulta do fato de nossa pessoa amada ter sido arrancada de nós.

A teoria do comportamento doentio sugere que a inflamação contribui para essa mudança em nossos pensamentos, sentimentos e ações, do protesto ao desespero.[5] A função de sentir desespero é que interrompemos nossa busca impossível pela pessoa amada e desistimos de esperar que ela retorne, embora isso possa ocorrer em um nível subconsciente. Não consideramos que o desespero tenha uma função, porque parece não haver sentido em nosso afastamento social e em nossos membros pesados. Talvez não tenhamos motivação para procurar nosso ente querido que faleceu, mas também não temos motivação para fazer quase mais nada. No entanto, se o luto for encarado como um processo, poderemos perceber o ciclo de protesto e, depois, de desespero, como uma atualização de nossas expectativas em relação à pessoa falecida, aceitando que ela se foi e que vivemos em uma nova e dolorosa realidade. Quando o processo funciona, talvez da forma como evoluiu para isso, essa aceitação da ausência permanente nos permitirá estabelecer o equilíbrio em nossa nova realidade, porque não estamos mais protestando contra uma ausência ou buscando alguém que não voltará. Em algum momento, para a maioria de nós, o reconhecimento e a aceitação de que nosso ente querido de fato se foi permitem o regresso da motivação para buscar entes queridos vivos, para nos envolvermos em atividades significativas. Nossa frequência cardíaca, a pressão arterial e os níveis de inflamação também voltam ao funcionamento normal.

Durante o período de luto, as pessoas que entrevisto costumam descrever pouco interesse em ver seus amigos ou ir a eventos sociais. Conhecer a teoria do comportamento doentio e saber que esse retraimento social pode ser a reação de nosso corpo à dor da perda de um ente querido podem nos fazer sentir mais normais. No entanto, esse não é o fim da história. Não há um único estágio de protesto, em seguida um único estágio de desespero e, depois, aceitação. As pessoas passam várias vezes por esse processo de protestar contra a perda e depois se desesperar com a ausência do ente querido. Leva muito tempo para aprender que nosso ente querido especial realmente se foi, e precisamos reaprender a cada nova estação, a cada novo marco. Alguns de nós enfrentamos isso todas as manhãs quando vemos o lugar vazio na cama ao nosso lado. *Onde ele está? Ah, ele morreu...* várias e várias vezes, como em uma história cruel.

A maioria de nós tem uma fisiologia resiliente, um corpo que pode nos apoiar durante a fúria cíclica do protesto e o poço do desespero. Contudo, naqueles que estão lutando para se adaptar, a longo prazo, a inflamação pode se tornar crônica ou podemos desenvolver hábitos de isolamento que às vezes persistem mesmo depois que a inflamação tiver diminuído. Assim, testar como é a interação social em nosso novo mundo como pessoa enlutada se torna ainda mais importante para reduzir a evitação de longo prazo que acompanha o luto prolongado. O regresso ao mundo de nossos entes queridos vivos pode ser uma lenta espiral ascendente. Talvez não seja muito bom estar entre pessoas que vivem alegremente e não reconhecem que ainda carregamos a ausência de alguém que deveria estar em nosso meio. Restaurar uma vida significativa em geral significa continuar a amar as pessoas que estão em nosso mundo material e, ao mesmo tempo, transformar nosso relacionamento interno com quem morreu. Nosso sistema imunológico faz o possível para restaurar a homeostase (o estado estável das condições internas) durante esse processo, mas as mudanças no sistema imunológico podem atrapalhar a adaptação se inundarem corpo e cérebro com inflamação, reduzindo o prazer de nosso mundo social e nos incentivando a nos encolhermos na cama e nos fecharmos para tudo.

Se eu soubesse na época o que sei agora

A depressão se instalou em mim após o diagnóstico de esclerose múltipla. Minha vida não é um estudo científico bem elaborado, portanto, não posso saber qual foi o papel da tristeza pela morte de minha mãe em minha depressão e qual foi o papel da tristeza pelo diagnóstico que me tirou a certeza sobre meu futuro, minha saúde e confiança em um corpo e uma mente saudáveis. É provável que parte de minha depressão tenha sido causada pelo aumento da inflamação relacionada à EM, pois a depressão é um sintoma comum em pessoas com a doença. No entanto, todas essas coisas (mãe, futuro, saúde e confiança) eram partes de mim que foram arrancadas aos meus vinte e poucos anos. Eu não sabia o que esperar do dia a dia quando acordava: será que estaria mentalmente confusa? Precisaria me sentar enquanto descascava batatas ou ser deixada na porta do cinema porque estava cansada demais para caminhar desde o estacionamento? Ou pareceria uma hipocondríaca quando tivesse uma fadiga avassaladora certo dia e, no dia seguinte, conseguisse fazer tudo que estava em minha lista de tarefas?

Eu estava diagnosticada, então não tive a experiência ainda pior de ter depressão "sem motivo". Sinceramente, ter um diagnóstico foi uma bênção. Nossa cultura não entende a depressão e como ela funciona, mas, se você lhe atribui uma causa no sistema imunológico ou uma base neurobiológica, de repente as pessoas ao seu redor são solidárias e seu desespero é compreensível, é nobre. Por mais terrível que eu me sentisse, pelo menos sabia o motivo. Estremeço ao pensar como outras pessoas lidam com a depressão quando ela não é legitimada, quando sua dor não é reconhecida.

Contudo, eu também sentia desespero. Acordava todas as manhãs com o pensamento: *vou morrer*. Embora isso com certeza seja verdade, eu sabia, racionalmente, que não seria por causa de uma vida curta devido à esclerose múltipla. Era algo improvável para essa doença crônica de recaídas e remissões. No entanto, esse pensamento estava presente em minha mente todas as manhãs, sem ser solicitado.

Com certeza, ficar cara a cara com a morte por meio dos cuidados paliativos com minha mãe instilou uma consciência da natureza tênue da vida e da fragilidade do corpo humano, mas o fato de eu viver em um corpo físico de súbito se tornou insuportavelmente aparente, porque meu corpo se intrometia em meu dia a dia. Dizer que até aquele momento eu acreditava que meu corpo estava lá apenas para carregar meu cérebro não é uma piada. É óbvio que, às vezes, eu experimentava por meio de meu corpo o prazer do sexo ou do chocolate, mas, de modo geral, não prestava nenhuma atenção a ele. Minha absorção em pensamentos relacionados aos estudos não exigia ter um estômago ou tônus musculares, e essas coisas estavam firmemente fora de meu foco. Depois que desenvolvi esclerose múltipla, às vezes não conseguia me concentrar no que estava lendo por causa das dores nos braços; não conseguia me arrastar fatigada até minha mesa para fazer análises estatísticas; e não conseguia atravessar a névoa mental para escrever uma justificativa convincente pleiteando uma bolsa de pesquisa. Era avassalador. De repente, minha capacidade de pensar e raciocinar estava sendo frustrada por meu corpo ingrato. Eu nunca havia me dado conta, em meu íntimo, de que minha vida dependia de meu corpo físico e de que ele era finito. Eu me desesperei.

O desespero contém um grãozinho do que significa adaptação — aceitar que um ente querido se foi, que um diagnóstico é real, que esses acontecimentos afetaram sua vida para sempre. Dessa forma, o desespero é um passo no caminho do luto, mais adiante do que a descrença ou o protesto. No entanto, em todo o seu realismo, ele deixa de fora uma parte importante da integração do luto à vida: embora a perda tenha acontecido e não haja nada que você possa fazer para mudar o resultado, o desespero sugere que essa sensação terrível jamais o abandonará. Deixa de fora a possibilidade de que todas essas coisas sejam verdadeiras e que você também possa restaurar uma vida significativa. O desespero deixa de lado a esperança.

Como o luto mexe conosco

A psiconeuroimunologia desenvolveu um caminho que vai de um acontecimento estressante da vida, como o luto, ao aumento da inflamação e depois à depressão. A inflamação ou as proteínas pró-inflamatórias afetam a via molecular que permite que nosso corpo produza serotonina.[6] Do ponto de vista fisiológico, é por isso que um acontecimento de perda no mundo e nossa reação inflamatória ao estresse a isso podem afetar nossos níveis de serotonina, o que por vezes leva ao desespero. Sabemos que a serotonina regula o humor, que nos sentimos mais ansiosos ou deprimidos quando a serotonina não está disponível para os receptores do cérebro. Isso significa que a falta de disponibilidade de serotonina leva nosso cérebro a concluir que o futuro é sombrio, que somos incapazes de fazer qualquer coisa a respeito e que a melhor estratégia é desistir.

Nosso corpo não consegue produzir serotonina sem obter uma proteína específica de nossa dieta, chamada triptofano. Certa vez, trabalhei em um estudo no qual demos a pessoas em jejum uma bebida que as privou temporariamente do triptofano. Os participantes apresentaram depressão em poucas horas (que foi rapidamente revertida com um outro tipo de bebida proteica). Sabemos que as proteínas inflamatórias, em especial a interleucina-6 (IL-6), afetam esse mesmo caminho da proteína para a serotonina disponível. As proteínas inflamatórias diminuem a capacidade do corpo de produzir serotonina e também criam alguns subprodutos tóxicos. O resultado da inflamação que afeta essa via pode ser a depressão, como às vezes se observa em situações de estresse crônico — como o luto — e em doenças crônicas — como a esclerose múltipla.[7]

Pode parecer estranho, mas fui uma das sortudas ao ter esclerose múltipla e depressão. Eu tinha enormes recursos na época de meu diagnóstico. Tinha uma esposa que me apoiava, atendimento médico de primeira linha, acesso a atendimento de saúde mental, ampla educação sobre problemas psiquiátricos e seus respectivos tratamentos, uma família com experiência em esclerose múltipla e, na maior parte do tempo, inteligência e otimismo geneticamente transmitidos. Mesmo com tudo isso, minha depressão após o diagnóstico significava que eu era capaz de sugar a energia de uma sala com meu humor. Se soubesse na época o que sei agora, teria percebido que a inflamação que meu sistema imunológico emitia variava de um dia para o outro e ciclicamente a cada mês, e poderia ter percebido a conexão entre essas variações e as variações em meu humor e minha energia. Contudo, eu ainda não tinha conhecimento a respeito das formas do sistema imunológico nem havia começado uma prática regular de meditação.

Na segunda metade deste livro, compartilho as lições que aprendi ao longo dos anos sobre como reagir ao meu desespero. Passei a entender profundamente que nosso humor é incorporado, que movimentar nosso corpo pode ser uma alavanca para estimular a motivação, mas também que exercitar nosso corpo pode nos cansar se não ouvirmos seu feedback. Acima de tudo, aprendi a expandir minha consciência momento a momento para incluir meu corpo. O foco a laser de minha mente no trabalho ignorava o aqui, o agora e a proximidade reconfortante do mundo ao meu redor que uma consciência mais ampla possibilitava. O holofote da concentração é diferente do holofote da consciência. Eu achava que a atenção plena era sinônimo apenas da mente, mas ainda precisava aprender que também é a totalidade — estar consciente com todo o seu ser: mente, corpo e alma.

A baixa probabilidade de mortalidade durante o luto

Se você passou pela morte de um ente querido, minha mensagem *não é* que você terá esclerose múltipla ou morrerá de ataque cardíaco. O número de pessoas diagnosticadas com essas doenças a cada ano na população é muito baixo e, portanto, uma taxa ligeiramente maior de diagnósticos entre enlutados ainda é um número muito pequeno de indivíduos. O aumento geral do risco de mortalidade é uma média estatística de milhões de pessoas, e essa média é impulsionada por uma pequena porcentagem que tem um desempenho particularmente ruim. A maioria apresenta alguns sintomas físicos durante o luto, mas que em geral são um sinal de ajuste fisiológico, e não uma indicação de que algo está irremediavelmente danificado em seu coração ou sistema imunológico. O luto é um processo humano normal, um estresse agudo que provavelmente diminuirá com o tempo, mas, quando isso não acontece, quando o luto intenso não se reduz, ele pode preparar o cenário para uma inflamação persistente, e essa inflamação pode ser ruim para várias doenças.

A esclerose múltipla é mais provável após a morte de um ente querido? Em um estudo com 1,8 milhão de pessoas, a epidemiologista dinamarquesa Nete Munk Nielsen e colegas avaliaram se havia algum risco maior de desenvolver EM após a morte de um filho ou cônjuge, ou depois de um divórcio. Não encontraram nenhuma associação entre esses estresses e o risco de esclerose múltipla. Em 2020, analisando um conjunto mais abrangente de dez perdas diferentes como possíveis fatores contribuintes para o desenvolvimento da doença, Xia Jiang e seus colegas do Instituto Karolinska, na Suécia, encontraram evidências convincentes de uma ligação entre esses acontecimentos importantes da vida e o risco de EM: um aumento de 17% a 30%. As mulheres foram mais afetadas do que os homens, e os acontecimentos ocorridos nos últimos cinco anos tinham o efeito mais significativo no desenvolvimento da doença. Portanto, eu diria que o júri ainda não se pronunciou sobre essa questão. Contudo, mais uma vez quero enfatizar a probabilidade muito baixa de desenvolver EM, mesmo que o estresse do luto possa ser um fator contribuinte. Em um estudo com 30.299 dinamarqueses que sofreram a morte de um filho, apenas 85 deles tiveram esclerose múltipla.

Em vez de acrescentar a ansiedade em relação à saúde como mais um estresse à experiência estressante do luto, meu objetivo aqui é apenas conscientizá-lo de que todos nós devemos considerar o aumento do risco, da mesma forma que reconheceríamos que uma lesão esportiva pode aumentar o risco de artrite nessa articulação. Os médicos podem recomendar exercícios de fisioterapia para uma pessoa com uma lesão esportiva a fim de apoiar a articulação lesionada. Da mesma forma, podemos nos beneficiar aprendendo a nos confortar durante as ondas de luto e também técnicas de relaxamento para ajudar a acalmar nosso corpo de luto.

Além disso, se uma doença ocorrer, isso não significa que o estresse do luto a tenha causado. Não temos como conhecer os diversos fatores que contribuem para alguém adoecer. É mais provável que o estresse do luto revele uma vulnerabilidade existente ou acelere um processo que já havia começado. Por exemplo, se alguém for diagnosticado com demência após a morte de um cônjuge, é provável que o processo de comprometimento cognitivo já esteja em andamento, mesmo que os sintomas ainda não sejam aparentes. O luto pode revelar uma doença porque nossa capacidade de compensação é reduzida ou porque o aumento do estresse do luto acrescenta inflamação, adrenalina e cortisol a um corpo e cérebro já sobrecarregados.

Entretanto, se um ente querido morreu há pouco tempo, esse é o momento certo para consultar um médico. Quando estamos cuidando de alguém que amamos com doença terminal ou lidando com todas as tarefas administrativas após a morte de um familiar, muitas vezes não estamos fazendo nosso exame físico anual, indo ao dentista ou agendando nossa mamografia ou colonoscopia. Agora é a hora de cuidar de *nossa saúde* ou de lembrar nossos amigos e familiares enlutados de fazer o exame de pressão arterial e a verificação de suas manchas. O estresse do luto não é único — não são necessários exames médicos especiais para ver seu impacto no corpo. Por exemplo, uma consulta médica regular resultou no diagnóstico de pneumonia de Lizzie. Os antibióticos funcionaram bem da mesma forma, independentemente de o luto ter ou não contribuído para a redução da imunidade e causado a infecção. Só precisamos buscar apoio médico para o corpo de luto.

Além disso, como acontece com todas as doenças crônicas, as estratégias comportamentais de gerenciamento do estresse podem melhorar nossa fisiologia, como veremos no próximo capítulo. O luto simplesmente nos afeta da mesma forma que muitos outros fatores de risco, e é necessário fazer um check-up durante o luto agudo e outro depois de seis meses a um ano, quando o luto agudo pode ter começado a diminuir. O cuidado preventivo regular, com nosso clínico geral ou médico de família, é suficiente. Só precisamos nos lembrar de cuidar disso durante um período em que talvez tenhamos dificuldade para fazer as coisas com regularidade.

3
O sistema endócrino

Uma amiga minha de quarenta e poucos anos me descreveu o doloroso aperto em seu coração nas semanas seguintes após testemunhar a morte cardíaca súbita de seu marido. Sem nenhum aviso, ele desmaiou na sala de estar e simplesmente se foi. Em um momento, toda a vida dela com ele foi arrancada do lar feliz que tinham com seus dois filhos adolescentes. Nas semanas que se seguiram, ela descreveu a dor no coração, uma dor literal no peito, como se uma pedra estivesse sendo dolorosamente puxada para fora dela, uma sensação de ter uma energia arrancada e liberada de dentro de seu corpo. Quando expressei minha preocupação a respeito de se tratar de um problema cardíaco, ela deixou evidente que não eram dores no peito, coração acelerado ou palpitações.

Tive minhas sensações bizarras de cintilação nos braços após a morte de minha mãe, que acabaram sendo "reais". É lógico que eram reais, independentemente de um médico poder ou não me explicar a causa. Venho estudando a conexão cérebro-corpo há tempo demais para ignorar o que minha amiga descreveu, e já ouvi muitas pessoas enlutadas falarem de dor no coração para não dar importância. Temos essa expressão real para descrever a experiência, e não acredito que ela seja metafórica. Nenhuma pesquisa averiguou a causa dessa sensação, mas em um estudo recente investigou-se em que parte do corpo as pessoas enlutadas descrevem as sensações físicas após a morte de um ente querido.[1] Dos participantes, 90% relataram que tiveram sensações de luto no peito, seguidas pelo estômago (63%), cabeça (58%) e pescoço ou garganta (54%).

Embora na pesquisa ainda não se tenha investigado a causa, tenho uma teoria mecanicista fundada em evidências relevantes. Com base em pesquisas com animais, sabemos que, após a perda de um parceiro ou de um filhote, há menos oxitocina ligada a receptores no cérebro.[2] A oxitocina é um hormônio associado à amamentação e à lactação, mas, nos últimos anos, seu papel nos relacionamentos de apego e nas interações sociais foi revelado. O que muitos não sabem é que os receptores de oxitocina estão densamente representados no coração e no cérebro. Esse hormônio tem uma função protetora no coração. Porém, após a separação de seus filhotes, as mães ratas desenvolvem mais receptores de oxitocina no coração de forma aguda e depois apresentam uma perda desses receptores com o passar do tempo.[3] Não há nenhum estudo que relacione essas alterações aos receptores de oxitocina e às sensações físicas de dor no coração em seres humanos, mas posso especular que as alterações físicas que ocorrem no coração talvez sejam sentidas da forma como minha amiga descreveu. Sabemos que ocorrem alterações hormonais (ou endócrinas) no luto e estamos apenas começando a entender o impacto delas.

Afinal, o que são hormônios?

Nosso sistema endócrino é composto de vários órgãos, incluindo as glândulas pituitária, adrenal e pineal, o timo, a tireoide e o pâncreas, e esses órgãos endócrinos liberam hormônios. Um hormônio, como a oxitocina, o cortisol ou o estrogênio, é um mensageiro químico liberado em uma parte do corpo e depois transportado pela corrente sanguínea para afetar tecidos e órgãos em outra parte do corpo. Dessa forma, um hormônio é diferente de um neurotransmissor, embora este também seja um mensageiro químico. Um neurotransmissor, como a serotonina, afeta os receptores somente no local em que é liberado, através do minúsculo espaço de sinapse entre os neurônios. Um dos hormônios mais conhecidos é o cortisol, fundamental para a reação ao estresse no luto. Quando ele é liberado pelas glândulas suprarrenais, afeta muitos tecidos e órgãos diferentes em todo o corpo, inclusive o hipotálamo no cérebro e a glândula pituitária, e o cortisol controla os marcadores inflamatórios liberados pelas células imunológicas.

Como o hipotálamo está no cérebro, o sistema unificado do eixo hipotálamo-hipófise-adrenal (HPA) permite que as informações percebidas e processadas pelo cérebro afetem o corpo por meio da produção de cortisol. A função desse hormônio no estresse é enviar informações sobre as prioridades do cérebro para todo o corpo. Por exemplo, o cortisol controla o metabolismo, ou como o corpo obtém energia dos alimentos ingeridos, incluindo a regulação dos níveis de açúcar no sangue. Caso o corpo necessite de mais energia para lidar com um fator de estresse, o cortisol aumenta a quantidade de glicose disponível para os músculos e o cérebro. Também controla o ciclo de sono e vigília, pois os estressores podem exigir que estejamos mais atentos ao ambiente.

No estudo australiano sobre luto realizado por Buckley e Tofler e descrito no Capítulo 1, que descobriu que a frequência cardíaca e a pressão arterial são mais altas durante os primeiros seis meses após a morte de um ente querido, também investigou-se os níveis de cortisol.[4] Os pesquisadores descobriram que os níveis matinais do hormônio eram mais altos no grupo de luto agudo do que no grupo que não estava enlutado. É uma descoberta altamente replicada em pesquisas sobre perda; vários grupos encontraram níveis elevados de cortisol durante o estresse do luto. Mesmo em animais ligados por pares, como o arganaz do campo, que acasala apenas com o mesmo parceiro por toda a vida, a perda do companheiro causa um aumento significativo nos hormônios do estresse (em roedores, chamado de "corticosterona").[5]

Para alguém que tenha passado por uma experiência de luto agudo, saber que o cortisol inunda o corpo não deve ser surpreendente, considerando o quanto o luto é estressante nos primeiros dias, semanas e meses. Contudo, ao contrário dos dados que mostram que as medidas cardiovasculares retornam aos níveis normais em seis meses, tornando os grupos de enlutados e não enlutados indistinguíveis nesse ponto, Buckley e Tofler descobriram que o cortisol matinal permanecia alto. Ao considerar por que a doença e a morte podem aumentar no luto, acho intrigante o fato de que os níveis de cortisol podem não voltar à linha de base por meses e, para alguns, pode ocorrer uma desregulação desse hormônio. É provável que tenha sido meu caso após a morte de minha mãe, embora, como descreverei a seguir, isso seja difícil de determinar individualmente.

As várias maneiras pelas quais o cortisol pode se tornar desregulado

O cortisol é regulado de duas maneiras diferentes. Primeiro, nosso corpo usa um ciclo de feedback, como um termostato, para determinar a quantidade de cortisol a ser produzida. Quando o hormônio é gerado pelas glândulas suprarrenais, o hipotálamo e a glândula pituitária o captam. Como um termostato, nosso eixo HPA tem um ponto de ajuste. Se a quantidade de cortisol detectada pelo hipotálamo e pela hipófise for maior do que esse ponto de ajuste, eles param de produzir os mensageiros químicos que levariam à maior produção de cortisol, como se desligassem o aquecimento quando a temperatura do ambiente atingisse o nível definido pelo termostato. Se o hipotálamo ou a hipófise não estiverem detectando cortisol suficiente, eles aumentam seus mensageiros químicos, que são captados pelas glândulas suprarrenais, e estas produzem mais cortisol. Todo o processo é uma orquestração elegante.

Uma segunda regulação de nossa liberação de cortisol ocorre em um padrão regular ao longo do dia. Esse hormônio tem um padrão diurno, o que significa que seu nível é mais baixo quando acordamos pela manhã e depois aumenta nos primeiros trinta minutos após despertarmos, dando-nos energia para sair da cama e enfrentar o dia. Inclusive, o aumento do cortisol é maior nas manhãs dos dias úteis do que nos finais de semana para nos dar energia para lidar com as demandas do trabalho.

Nosso cérebro está sempre tentando prever do que nosso corpo precisará para lidar com o que encontrarmos. Após o aumento normal quando saímos da cama, o nível de cortisol diminui lentamente ao longo do dia, o que nos permite dormir no fim da noite. Esse padrão se repete diariamente, com um aumento acentuado pela manhã e uma diminuição ao longo do dia, criando um longo declive de níveis altos para níveis baixos. Pequenas explosões de cortisol ocorrem em reação a estresses momentâneos, e essas explosões são sobrepostas ao padrão geral do dia. O ritmo de nossa vida se reflete na liberação e na regulação do cortisol.

A complexidade desse sistema de ciclos de feedback e padrões diurnos significa que há muitas oportunidades para que o sistema seja afetado. Quando ocorrem os estresses típicos do cotidiano, o cortisol fornece informações úteis para que o corpo mude as prioridades, gastando energia para lidar com o problema, e depois volte às suas prioridades habituais, como digerir alimentos ou reconstruir músculos. Para medir a reação e a recuperação do cortisol no laboratório, pedimos aos participantes do estudo que realizem uma tarefa padronizada, chamada "Trier Social Stress Task" [Tarefa de Estresse Social Trier, ou TSST na sigla em inglês], na qual eles são informados de que terão de ministrar uma palestra para alguns juízes não muito gentis e resolver problemas de matemática em voz alta. Na maioria das pessoas, observamos um breve aumento do cortisol durante a preparação e a apresentação da palestra e, em seguida, o nível volta ao patamar inicial em cerca de 45 minutos.

Entretanto, algumas situações de estresse crônico sobrecarregam o eixo HPA e alteram nosso ponto de ajuste, porque a resiliência elástica do sistema foi esgotada. O estresse do luto pode se tornar crônico, acompanhado por altos níveis de produção de cortisol por um longo período. O estresse crônico se torna o cenário de fundo de como o corpo responde aos estressores agudos. Sob estresse crônico, o corpo não reage muito bem ao cortisol quando se depara com um estressor agudo, como ministrar uma palestra. É o que os psicólogos descrevem como resposta atenuada.

Em meu laboratório e em outros, observamos essa resposta atenuada em pessoas que sofreram perdas, incluindo o rompimento de um relacionamento amoroso, uma mudança de casa nos últimos seis meses ou a morte de um ente querido no último ano.[6] Na figura a seguir, estão os dados de um estudo realizado com minha ex-aluna de pós-graduação Monica Fallon. A curva da linha sólida representativa das pessoas que sofreram uma perda recente não atinge a altura da curva do grupo de controle que não sofreu perda. É possível imaginar que não ter recursos energéticos suficientes pode afetar seu desempenho ao ministrar uma palestra ou ter de lidar com as muitas tarefas que acompanham o luto.

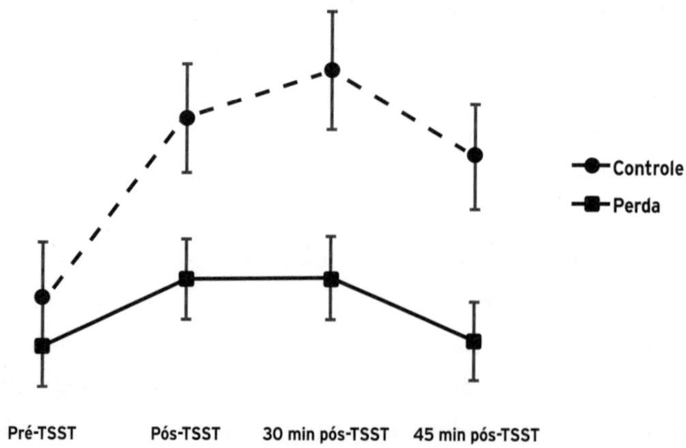

Lembre-se de que, além de reagir a estressores agudos, nosso ritmo diurno normal de cortisol é caracterizado por uma longa inclinação ao longo do dia, com um alto nível dele depois que acordamos para atender às demandas do dia, seguido por uma diminuição, permitindo que adormeçamos à noite, quando o nível está baixo. Em muitas pessoas enlutadas, o nível de cortisol não varia como deveria, estando mais baixo do que o normal ao acordar e mais alto à noite. Isso significa pouca variação ao longo do dia, ou uma "inclinação atenuada em comparação à inclinação mais acentuada esperada". Estudos mostram que uma *inclinação achatada* da produção de cortisol é mais comum em pessoas com luto prolongado, mesmo de dois a cinco anos depois da perda.[7] Em outros estudos com pessoas não enlutadas, uma inclinação diurna mais achatada do cortisol está associada a uma saúde pior, incluindo o aumento do risco de progressão do câncer e da depressão.[8] Notavelmente, a progressão do câncer e a depressão também podem ocorrer durante o luto. Embora nenhuma pesquisa tenha triangulado esses resultados ainda, imagino que um dia descobriremos que a inclinação diurna achatada do cortisol é um mecanismo que liga o luto a esses resultados de saúde.

Dessensibilização a altos níveis de cortisol

Mencionei que há várias maneiras de desregular o eixo HPA. Durante o estresse crônico, pode ocorrer um terceiro tipo de desregulação, diferente da resposta atenuada ao estresse agudo ou da inclinação diurna achatada. Quando nosso corpo experimenta grandes quantidades de cortisol por muito tempo, ele pode reduzir o número de receptores de cortisol. Dá para imaginar como funciona: se você é bombardeado por alguém gritando, acaba tapando os ouvidos. Da mesma forma, nosso corpo muda sua reação quando experimenta níveis continuamente altos de cortisol. Seu corpo pode encontrar um novo normal, tornando-se insensível aos altos níveis. A redução do número de receptores de cortisol permite que o corpo ignore os altos níveis que estão sendo produzidos. Com essa redefinição, embora esses altos níveis ainda sejam produzidos, menos receptores significam que o corpo ignora parte dele como ruído de fundo, em vez de informações úteis.

Essa redução em nossos receptores de cortisol pode ter efeitos significativos. Quando eles são reduzidos nas células imunológicas, a inflamação pode aumentar. Isso ocorre porque esse hormônio normalmente diminui a produção de proteínas inflamatórias. Você já passou creme de hidrocortisona na pele inflamada por uma picada de inseto? A hidrocortisona, uma versão sintética do cortisol, reduz a inflamação da pele. Quando nossas células imunológicas detectam o cortisol, em geral diminuem a produção de proteínas inflamatórias. Quando o número de receptores diminui sob estresse crônico, o sistema imunológico não reduz mais a produção de marcadores inflamatórios, porque as células imunológicas não detectam o cortisol. Portanto, se o estresse crônico cria altos níveis de cortisol por um longo período, seguido pela redução do número de receptores desse hormônio nas células imunológicas, as informações do cortisol não reduzem mais a produção de proteínas inflamatórias, e podemos vislumbrar uma maneira pela qual o estresse crônico pode levar ao aumento da inflamação.

Sabemos muito sobre a conexão entre cortisol e estresse, e nosso conhecimento nos diz como esse hormônio varia entre diferentes grupos de pessoas, como as enlutadas e as não enlutadas. No entanto, não nos diz muito sobre o nível de uma única pessoa. *Em média*, as pessoas enlutadas têm cortisol baixo pela manhã, mas não dá para saber se uma pessoa enlutada específica que entra em meu laboratório (ou em um consultório médico) terá cortisol baixo pela manhã. Isso é semelhante a saber que os homens são mais altos do que as mulheres, em geral, mas não se uma mulher específica será baixa ou alta. As condições médicas decorrentes do excesso de cortisol (como a doença de Cushing) ou da falta dele (doença de Addison) mostram níveis de cortisol circulante extremamente altos ou baixos. Essas condições podem ser detectadas em indivíduos por meio de um exame de sangue laboratorial. Entretanto, a quantidade de alteração no cortisol por causa do estresse da vida é muito mais sutil, devido à variação normal desse hormônio no dia a dia. Medir o cortisol ou os marcadores inflamatórios de um indivíduo em determinado momento não nos mostra muito sobre seu estado de estresse crônico, a menos que o cortisol ou os marcadores inflamatórios estejam muito fora da faixa normal.

Isso pode ser frustrante para o paciente. Por exemplo, por mais que eu entenda o estresse crônico e o cortisol, não consigo saber se meus níveis de cortisol estão relacionados à minha fadiga. Meus valores de exame de sangue simplesmente estariam dentro da faixa normal que esse exame foi projetado para identificar. Meus níveis de cortisol no dia em que tenho dificuldade para me levantar da cama podem ser diferentes de meus níveis de cortisol em um dia normal, mas os exames médicos não são projetados para comparar um dia a outro na mesma pessoa. Portanto, embora saibamos muito a respeito da desregulação do cortisol em estudos laboratoriais sobre o estresse em geral, teremos de esperar que a medicina de precisão desenvolva testes que possam nos informar sobre a importância de nossa variação individual de cortisol.

Teoria cognitiva do estresse

A teoria do apego serve como uma lente para explicar como a morte de um ente querido gera um golpe físico, porque uma parte do "nós" que se desenvolveu por meio do vínculo desaparece. A teoria do apego responde a muitas das perguntas sobre por que o luto é tão doloroso e leva tanto tempo. No entanto, na década de 1980, foi desenvolvida outra teoria para explicar as dificuldades produzidas por acontecimentos estressantes da vida. A *teoria do estresse cognitivo*, proposta pelos psicólogos Richard Lazarus e Susan Folkman, também foi aplicada à morte de um ente querido.[9] O luto é consistentemente classificado como o mais estressante de todos os acontecimentos da vida. A teoria do estresse cognitivo o destaca como uma demanda *adicional* com que nosso sistema tem de lidar, bem como uma parte funcional *subtraída* de nós, como aponta a teoria do apego. Tanto a teoria do estresse cognitivo quanto a teoria do apego têm percepções valiosas para a compreensão do luto. Analisando o fenômeno por meio das lentes do estresse e do enfrentamento, podemos captar muita coisa ao considerar como nosso corpo reage de forma semelhante a outros tipos de estressores, todos os quais afetam nosso sistema endócrino, que abriga os hormônios do estresse.

Pode ser útil primeiro delinear o que constitui o estresse psicológico, usando a explicação de Folkman e Lazarus. Eles definem o estresse da seguinte forma: sofremos estresse quando percebemos que as demandas do mundo excedem nossos recursos para lidar com elas. Quando penso nessa definição, imagino uma balança antiga, com as demandas no prato esquerdo e os recursos no prato direito, e o estresse como o estado em que a balança se inclina para o lado das demandas. Ao pensar dessa forma, podemos considerar vários métodos para melhorar nossa situação quando nos sentimos estressados. Por exemplo, talvez possamos diminuir as demandas sobre nós. Se sempre nos voluntariamos na escola de um filho, o luto pode ser o momento em que decidimos dar um tempo nessa função. Algumas demandas do mundo não são negociáveis, por exemplo um emprego, e isso aponta para a importância da licença por luto, mas também pode haver maneiras criativas de reduzir o quanto fazemos quando temos menos recursos mentais e emocionais. Às vezes, isso significa adiar algo para mais tarde e, assim, espaçar nossas responsabilidades, ou até mesmo perceber que uma demanda não vale a pena à luz da percepção de que a vida é curta e o tempo, precioso.

Pensando em um equilíbrio entre demandas e recursos, também podemos intervir tentando aumentar nossos recursos para lidar com a situação. Isso pode significar nos dar a oportunidade de dormir oito horas ou reservar um tempo para fazer exercícios, pois as duas coisas aumentam nossas reservas físicas, o que nos ajuda a lidar com as demandas do mundo. Aumentar nossos recursos pode significar simplesmente pedir ajuda para organizar e doar as roupas de um ente querido ou levar nosso filho a uma consulta no dentista. Às vezes, aumentar nossos recursos significa dedicar tempo e atenção a questões filosóficas que podem nos atormentar, como viver uma vida significativa ou como a experiência da morte mudou nosso relacionamento com Deus ou com o universo. Reservar um tempo para ler livros de outras pessoas que abordaram essas questões ou procurar um pastor ou professor de meditação para conversar pode ser um tempo bem gasto, pois nos dá novos recursos. Aumentar nossos recursos requer criatividade: como seria se você se desse mais espaço para lidar com o ataque contínuo de pensamentos e sentimentos de luto? Ou que recursos aumentariam sua energia ou capacidade de concentração?

Quando não podemos mudar as demandas do mundo, podemos aumentar nossos recursos e, quando não podemos mudar nossos recursos, podemos reduzir as demandas sobre nós. Contudo, um aspecto da definição de estresse de Folkman e Lazarus que pode ter passado despercebido é a palavra *percepção*. O estresse psicológico surge quando nossa percepção das demandas do mundo excede nossa percepção dos recursos que temos para atendê-las. Mesmo quando as demandas ou os recursos não mudam, às vezes podemos mudar nossas percepções sobre eles. Isso pode acontecer reduzindo as expectativas. Talvez o que parece uma demanda seja, na verdade, um pedido, e poderíamos negociar o que significa atendê-lo. Muitas vezes, carregamos conosco o que "deveríamos" fazer, e isso pode gerar muito estresse. Quem define *deveria*? A palavra implica que alguém tem expectativas — será que essas expectativas são nossas, e na verdade o mundo não desmoronaria se comêssemos cereal no jantar a semana toda? Ou às vezes o "deveria" é uma expectativa de outra pessoa — e será que nos importamos se o professor de nosso filho vir que ele usou a mesma roupa dois dias seguidos? Mudar nossa percepção das exigências que temos sobre nós exige que valorizemos a redução do estresse como um resultado que vale a pena, mais a pena do que o que os outros possam achar.

Quero enfatizar — essa é uma mudança no reconhecimento do que valorizamos, mesmo diante do julgamento dos outros, e isso exige muita coragem. Para encontrar essa coragem, precisamos nos convencer de que suportar o estresse associado a determinadas demandas não vale a pena. É preciso valorizar o alívio que sentimos quando rejeitamos essas demandas ou a tranquilidade que sentimos quando ignoramos as demandas autoimpostas, a fim de termos tempo para nos sentir relaxados. Os sentimentos de alívio e tranquilidade quando deixamos de lado as exigências ecoam em nosso sistema endócrino e, portanto, afetam nossa reação física ao estresse da perda, bem como nossa reação emocional ao estresse.

Mudar a percepção de nossos recursos, e não apenas de nossas demandas, também pode reduzir nossa experiência de estresse. Só nos concentrarmos na ideia de que temos recursos — trazendo à mente repetidas vezes o fato de que lidamos com coisas difíceis no passado — pode reduzir nossa experiência de estresse. Aumentar a consciência de nossos recursos, mesmo sem aumentar os recursos em si, pode ser calmante ou encorajador. Concentrar-se nos recursos existentes, como imaginar um amigo que nos ouve ou um feriado prolongado que está por vir, ajuda a aliviar a tensão do corpo ou a diminuir a frequência cardíaca. O luto já é fisicamente estressante, a ponto de causar doenças físicas. Entender como nossos pensamentos e nossa avaliação da situação podem ampliar ou amortecer nossa experiência de estresse é valioso durante esse período de maiores desafios físicos.

Meu estresse crônico

A progressão do câncer e a doença terminal de minha mãe durante minha adolescência e início da vida adulta foram extremamente estressantes para mim. Minha mãe era uma pessoa brilhante, comprometida com a justiça social para mulheres e crianças, e uma grande apoiadora das artes. Ao mencionar a morte dela, quando eu tinha 26 anos, acho que a maioria das pessoas imagina que eu sentia uma grande saudade, que a queria de volta. É assim que esperamos que as pessoas se sintam após a morte da mãe, e a saudade é uma experiência comum e dolorosa do luto. No entanto, não me senti desolada. Em vez disso, senti um grande alívio. É comum sentir alívio após a morte de alguém que se ama, porque essa pessoa, tendo uma doença terminal, pode sofrer por muito tempo. Seu corpo físico não é mais capaz de continuar vivendo, mas morrer leva tempo e causa dor e angústia. Senti esse tipo de alívio porque minha mãe estava lutando contra o câncer havia treze anos, com rodadas difíceis de quimioterapia, grande incerteza sobre seu prognóstico e quando seria a próxima recorrência, e períodos de profunda depressão. Senti alívio porque ela não estava mais sofrendo, mas essa não foi a única razão.

Relacionamentos são complicados. O meu com minha mãe era problemático, e administrar nossas interações me causava muito estresse, ansiedade e uma sensação de impotência. Tenho dificuldade de escrever isto mesmo um quarto de século depois, mas, na época, a morte de minha mãe me parecia uma solução. Eu não conseguia descobrir como fazer com que nós duas fôssemos felizes, mas queria desesperadamente que ela fosse feliz e também queria minha felicidade. A vida de minha mãe, mesmo antes de ela ser minha mãe, foi marcada por depressão clínica, preocupação e culpa. Ela me contou que quando minha irmã e eu éramos pequenas, antes de começarmos a frequentar a escola, foi a época em que ela se sentiu mais feliz. Acho que ela tinha um senso de propósito, reforçado pelo fato de precisarmos dela todos os dias, para tudo. Foi uma mãe maravilhosa para nós quando éramos crianças pequenas, uma cuidadora e dona de casa em tempo integral. Nossas necessidades eram as suas, que eram atendidas quando ela atendia às nossas; mas, à medida que fomos crescendo, nossas necessidades mudaram. Queríamos amigos e outras influências adultas em nossa vida. Queríamos explorar nosso mundo além da perspectiva dela. Sua satisfação por meio da simbiose entre mãe e filho não acalmava mais seus demônios da saúde mental, e eles voltaram a rugir.

Reconheço agora que o conflito com minha mãe era, em parte, o estiramento e o rompimento normais dos laços de apego que nos mantinham no relacionamento mãe--filha. Eu queria desafiar o controle rígido do qual ela não podia abrir mão sem perder a sensação de proximidade, mas também não conseguia suportar quando nossa separação lhe causava angústia. Acontece que nasci com um cérebro muito vigilante e reativo aos sentimentos das pessoas ao meu redor e o desenvolvi com minhas primeiras experiências de vida. Essa também é uma experiência de gênero — há um treinamento contínuo das meninas para que se concentrem nos sentimentos alheios e em como acomodá-los. No entanto, eu era particularmente sensível, e não havia espaço entre minha percepção dos sentimentos dos outros e a ideia de que eu deveria reagir para corrigi-los. Nunca tive certeza do que eu queria para mim a partir de uma bússola interna e do que queria porque minha mãe queria. Pensei que sua morte resolveria todo esse conflito.

Seria de imaginar que desejar a felicidade de minha mãe fosse a definição de compaixão. E meu impulso, meu desejo básico pela felicidade dela, era uma coisa boa. Eu era empática, no sentido de que tinha perfeita consciência de como ela estava se sentindo, mas não tinha nenhuma maneira hábil de avaliar o que realmente a faria feliz nem de enxergar uma felicidade nossa, e não dela ou minha. Eu acreditava ser a fonte de sua felicidade ou tristeza, mas não acho mais que isso seja verdade. Compartilho toda essa introspecção sobre minha infância para explicar como se desenvolveu a relação entre meu mundo mental interno e minha fisiologia do estresse. Sempre atenta aos relacionamentos ao meu redor, ignorei partes de minha experiência interna que entravam em conflito com o que os outros precisavam. Se alguém precisasse de algo, eu deixava de lado as sensações de cansaço e incômodo. Não dá para ignorar uma parte de sua experiência interna e viver uma vida saudável. Se pudermos pensar no luto como uma forma de cura, eu tinha muito a aprender sobre como meu relacionamento com minha mãe e com os outros após sua morte estava relacionado à minha ansiedade, à minha hiperatividade e ao mesmo tempo ao meu cansaço absoluto e à minha doença crônica.

O estresse de restaurar uma vida significativa

Ao pensar no que é estressante durante o luto, a maioria de nós pensa na morte em si ou nas ondas de tristeza que nos dominam, nos pensamentos intrusivos que não conseguimos tirar da cabeça. Contudo, um insight dos psicólogos Maggie Stroebe e Henk Schut, da Universidade de Utrecht, na Holanda, levou-os a desenvolver, na década de 1990, o *modelo do processo dual* de enfrentamento do luto.[10] Esse é hoje um modelo bem-conceituado, usado tanto por pesquisadores da perda quanto por clínicos. Nele, Stroebe e Schut identificaram um elemento que faltava nos modelos anteriores de enfrentamento do luto. Além dos estressores relacionados à perda, as pessoas enlutadas precisam lidar com aqueles relacionados à restauração. Elas não só precisam aprender a suportar a ausência de quem amam e a administrar o fato de que agora são pessoas que têm ondas de luto (estressores orientados para a perda); também precisam descobrir como viver uma vida significativa sem aquela pessoa (estressores orientados para a restauração). Embora existam diversos aspectos universais no luto, esse é um processo muito individual — cada um precisa descobrir o que a perda significa para si, como restabelecer os próprios valores e as próprias metas e o que o levará a sentir alegria, criatividade, compaixão e orgulho. Esses sentimentos positivos podem coexistir com os sentimentos dolorosos contidos em nossa experiência humana, incluindo o luto, a saudade, a tristeza, a raiva e a ansiedade. Todos os sentimentos são importantes, e o sinal de saúde mental é que somos capazes de permiti-los quando ocorrem e de descobrir maneiras de reagir a eles que promovem e melhoram nossa vida.

Gosto muito da palavra *restauração* escolhida por Stroebe e Schut. Costumo pensar na restauração de uma casa antiga como uma metáfora do que precisa acontecer após a morte de um ente querido. A estrutura da casa ainda está lá, mas provavelmente precisa de pintura e cortinas novas, e talvez até mesmo de mudanças maiores, como a atualização da parte elétrica e do encanamento. Você não está se afastando ou desistindo de sua vida antiga; está simplesmente a restaurando de forma a torná-la um lugar confortável e agradável para se viver. Também precisei restaurar minha vida após a morte de minha mãe e, anos mais tarde, quando me divorciei e meu pai morreu. As ondas de tristeza que experimentamos no luto agudo tendem a ocorrer com menos frequência e intensidade com o passar do tempo, e aprendemos a lidar com o estresse da perda. Da mesma forma, também precisamos aprender a lidar com o estresse da restauração até que ele se torne apenas uma parte de nossa experiência cotidiana, presente, mas não avassaladora.

No entanto, o problema é o seguinte: se você já teve uma casa, sabe que a manutenção nunca termina. Descobrimos novos vazamentos ou os eletrodomésticos ficam velhos e precisam ser substituídos. Criar uma vida significativa é sempre um trabalho em andamento enquanto estivermos respirando. Dessa forma, o luto nunca termina, porque a necessidade de restaurar nossa vida continuará existindo à medida que descobrirmos novas perdas que a morte de um ente querido gera. Por exemplo, anos após a morte de meu pai, ter uma nova parceira significa que experimento um novo luto pelo fato de eles nunca terem se conhecido.

O desafio para mim, ao aprender a restaurar minha vida após a morte de minha mãe, foi supor que, sem ela em meu mundo externo, meu mundo interno se tornaria menos estressante. Na verdade, quando temos um vínculo com alguém, essa pessoa continua a viver em uma representação interna, uma espécie de avatar em nossa mente. Transformar esses vínculos contínuos pode ser necessário para seguirmos a vida. Para algumas pessoas, o ente querido simplesmente aparece com menos frequência em sua atividade mental diária, embora possa ser lembrado, mas, para outras, os padrões de interação aprendidos em um relacionamento importante continuam a moldar as interações em novos relacionamentos. Nossas expectativas de como os outros reagirão a nós resultam de muitas experiências vividas em momentos com aquele ente querido com o qual formamos o primeiro vínculo. Contudo, na verdade, qualquer relacionamento é apenas 50% de nós e 50% da outra pessoa (mais alguma alquimia do próprio relacionamento). Continuar a negociar com a nova pessoa da mesma forma que fizemos com alguém anterior pode fazer padrões de comportamento semelhantes se repetirem em um novo relacionamento, uma profecia autorrealizável. Assim, no meu caso, continuei a ter apenas uma pequena percepção de mim mesma depois da morte de minha mãe. Em uma discussão, muitas vezes eu não conseguia me manter firme naquilo em que acreditava quando ouvia a versão da outra pessoa, como acontecia quando eu discutia com minha mãe.

Meu nível de estresse não diminuiu com o tempo, conforme eu vivia minha nova realidade após a morte de minha mãe, mas na verdade nossa reação física ao estresse pode ser usada como informação para ajustar nosso comportamento contínuo ao lidar com o mundo. Essa reação ao estresse é a maneira de nosso corpo comunicar o que o sobrecarrega e do que ele precisa para recuperar o equilíbrio. Por outro lado, se não estivermos atentos a essa reação, ignorando-a completamente, ou se não formos hábeis em usar as informações do corpo para reagir de forma diferente às demandas de nosso mundo ou aos nossos recursos para lidar com elas, essa reação ao estresse permanecerá igual. E o estresse continuará a sobrecarregar nossos recursos físicos, na forma de cortisol e outros hormônios — e, para alguns de nós, acabará afetando nossa saúde.

O luto é uma disparidade de saúde

Nosso vínculo com uma pessoa amada significa que funcionamos no mundo como um "nós". A presença dela regula nossa fisiologia, bem abaixo da superfície da consciência; portanto, após sua morte, uma motivação para procurá-la pode surgir de substâncias químicas poderosas criadas em nosso cérebro e corpo, incluindo dopamina, opioides, oxitocina e cortisol. Entretanto, e se essa visão ampliada do luto ainda for muito restrita? E quanto ao luto coletivo daqueles que estão ligados a uma comunidade? E se "nós" formos um grupo inteiro de pessoas, conhecidas e desconhecidas, e nosso luto estiver inextricavelmente ligado ao delas?

A maioria de nós nunca pensou nisso dessa forma, mas o luto é uma disparidade de saúde. As taxas de mortalidade são variadas em diferentes comunidades raciais e étnicas, o que significa que as taxas de luto também são diferentes. Com a Covid-19, testemunhamos taxas de mortalidade brutalmente mais altas em comunidades negras, indígenas e de pessoas não brancas em geral. As crianças negras tinham 2,5 vezes mais chances de perder seu cuidador do que as brancas, e, em relação às crianças indígenas norte-americanas, essa taxa era quatro vezes maior. Obviamente, o luto também era uma disparidade de saúde antes da pandemia: pessoas de origens marginalizadas perdem mais membros da família e da comunidade, e quando são mais jovens. Michelle Chang e Ted Robles, da Ucla, descrevem essa disparidade de luto como "coisa demais" e "cedo demais".[11] Como as pessoas marginalizadas podem desde o início ter menos recursos, a perda de um pai, de um filho adulto ou até mesmo de um vizinho pode ter um impacto proporcional maior em sua vida.

O estresse do luto por várias perdas afeta nosso sistema endócrino, que influencia todos os outros sistemas orgânicos do corpo. O impacto médico de várias experiências de luto na comunidade negra tem sido uma área de estudo científico atento. Tené Lewis, psicóloga da Universidade Emory, realizou um estudo longitudinal com mulheres afro-americanas de meia-idade, examinando o papel de vários tipos de estressores na saúde do coração. Ela descobriu que as mulheres afro-americanas que sofreram três ou mais mortes importantes nos doze anos anteriores tinham artérias carótidas mais espessas, em comparação às mulheres negras com duas ou menos perdas e com as mulheres brancas com três ou mais perdas importantes.[12] A maior espessura da artéria é um sinal de aterosclerose precoce, antes que a pessoa apresente sintomas, aumentando o risco de ataque cardíaco e derrame. Assim, o luto na meia-idade pode ser um caminho pelo qual a raça e a etnia influenciam o risco cardiovascular para mulheres afro-americanas. A importância dessas informações não pode ser subestimada — o atendimento médico agressivo é capaz de reduzir o impacto da aterosclerose quando detectado precocemente.

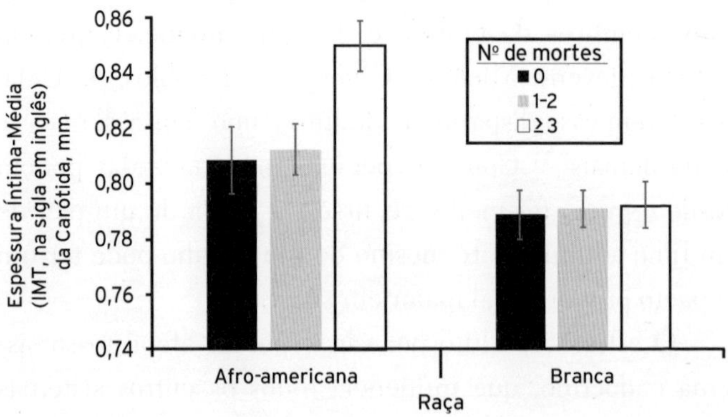

Os Centros de Controle e Prevenção de Doenças (CDC) dos Estados Unidos relatam uma expectativa de vida muito mais baixa na comunidade negra, de 71,8 anos em 2020, em comparação aos 77,6 anos para os norte-americanos brancos.[13] Pense nesse intervalo de 5,8 anos — como seria diferente perder seus avós quando você tem seis anos em vez de quando tem quase doze. Embora a diferença entre a expectativa de vida de pessoas negras e brancas tenha diminuído nas últimas três décadas, a Covid-19 eliminou a melhora, aumentando a diferença de novo. O estresse de várias perdas pode resultar em problemas de saúde ao longo da existência, e o momento da vida em que a pessoa está é importante. O impacto do luto sobre o corpo, o cérebro e o espírito em desenvolvimento precisa ser abordado por meio da redução da taxa de mortalidade, mas também pelo fornecimento de apoio culturalmente adequado ao luto para aqueles que mais precisam.

Comemorando o *Día de los Muertos*

Quando conversei com Lance Meeks, diretor de engajamento comunitário da Goodwill Industries da região Sul do Arizona, em seu escritório, eu sabia que, além de nossa conversa, ele estava monitorando continuamente seis ou mais situações que afetavam os jovens nos Centros de Reengajamento Juvenil (REC, na sigla em inglês) da Goodwill. Esses jovens tinham de 16 a 24 anos e, por um motivo ou outro, não trabalhavam ou não frequentavam a escola. Muitas vezes, esses motivos estão relacionados a algum órgão público pelo qual passaram, como a assistência social ou o juizado de menores. Os Centros de Reengajamento Juvenil oferecem um espaço seguro para explorar oportunidades educacionais e de carreira, obter ajuda para arrumar uma entrevista de emprego e se sair bem nela, conseguir um diploma de ensino médio e participar de eventos comunitários e estágios. Enquanto eu observava Meeks interagir com os jovens em torno de sua grande mesa de reunião, ou até jogar video game com eles ocasionalmente, ficou evidente que ele via, em primeiro lugar, uma oportunidade em cada um daqueles garotos e colocava seus antecedentes em segundo plano.

Essa perspectiva levou Meeks, ao pensar em como garantir que os Centros de Reengajamento Juvenil fossem locais seguros ao iniciar conversas com cada jovem sobre sua experiência de vida. A partir dessas perguntas, ficou evidente que os jovens que chegavam ali tinham passado por diversas experiências de luto e perda na vida, que a morte ou a partida de alguém próximo a eles era geralmente o momento em que suas vidas saíam dos trilhos e que esse luto nunca tinha sido abordado. Meeks reconheceu isso como uma chance de fazer uma parceria com os jovens, com o apoio da Tu Nidito, uma organização local de apoio ao luto de Tucson, e a End of Life Care Partnership, da United Way de Tucson e do sul do Arizona. Juntos, eles criaram grupos de apoio ao luto que ocorrem nos próprios Centros de Reengajamento Juvenil, que eram considerados territórios seguros pelos garotos.

Pude sentir o quanto o REC juvenil era especial assim que o visitei. Ofereci-me para conversar com os membros do Conselho de Jovens da Goodwill sobre a comemoração do *Día de los Muertos*, reconhecendo que poderia ser uma forma culturalmente relevante de abordar o luto para alguns dos jovens de origem mexicana, e também porque há muitos anos é realizada em Tucon uma grande comemoração dessa data, voltada para toda a comunidade. Os jovens descreveram os rituais de celebração ou luto de seus entes queridos falecidos em suas famílias, desde usar preto até acender velas e soltar balões, fascinados com o fato de existirem tantas cerimônias diferentes. Uma importante tradição mexicana é a criação de uma *ofrenda*, um altar com oferendas para os falecidos, e os jovens decidiram que queriam criar uma.

Eles planejaram um dia de homenagens, incluindo pintura facial e confecção de flores de papel, comendo suas comidas favoritas e ouvindo músicas de que seus entes queridos gostavam. Fizeram cartazes comemorativos para cada pessoa, e caminhamos juntos para colocá-los em um local apropriado na vizinhança. Uma jovem, Myleigha Truitt, escreveu: "Conseguimos ser vulneráveis uns com os outros, falando de nossos entes queridos e até mesmo cantando. Fizemos um momento de silêncio e terminamos colocando nossos itens na parede designada para a comunidade".

Os jovens vêm recriando a celebração do *Día de los Muertos* há vários anos. Quando conversei com eles, fiquei ciente do fato de que, antes de sua experiência nos Centros de Reengajamento Juvenil da Goodwill, muitos nunca haviam contado a ninguém sobre a dor que sentiam, as perdas que sofreram. Não consigo imaginar nunca ter falado sobre a perda da minha mãe ou nunca ter ouvido o que outro ser humano pensava sobre o luto e a perda. Sinceramente, não consigo imaginar como eu teria descoberto o que estava acontecendo dentro de mim, até para reconhecer que esses eram sentimentos de luto. A transformação dos jovens ao reconhecerem sua dor é tremenda. Eles explicaram que, quando ninguém percebe sua tristeza, essas emoções acabam se transformando em raiva e fúria.

Um jovem compartilhou comigo que seu tio havia morrido vítima de violência policial alguns dias antes do início de um dos grupos de apoio, e ele estava muito estressado tentando lidar com isso. No grupo, de repente, recebeu várias sugestões, desde aprender a respirar como forma de se acalmar até escrever cartas para o tio, guardá-las e lê-las mais tarde. Muitos dos jovens descreveram como foi difícil se abrir nos grupos. Ficaram surpresos quando conseguiram, porque não foram considerados fracos, mesmo quando choravam. O mais tocante para mim foi que eles falaram sobre como é poderoso estar em uma sala cheia de jovens com a mesma experiência. Ao se sentarem e compartilharem algo tão vulnerável, automaticamente criam um vínculo. Todos entendem. Fora do grupo de apoio, reconhecem se um deles precisa de ajuda e se tem alguém a quem recorrer. Mesmo diante de uma perda imensurável, e do aumento dos hormônios do estresse relacionados a ela, é possível atenuar o impacto do luto ao utilizar os recursos disponíveis para mitigar seus efeitos devastadores.

Em busca de um mundo onde ninguém sofra sozinho

Ter tido tempo e apoio para sofrer com a morte de minha mãe e com o diagnóstico de esclerose múltipla me fez desenvolver maneiras significativas de ver o mundo a partir dessas experiências. Sem a oportunidade de ler livros de filosofia e participar de retiros de meditação, talvez eu não tivesse chegado ao mesmo entendimento de como ouvir os sintomas de estresse do meu corpo e de como praticar a autocompaixão, como falarei no Capítulo 10. Como Breeshia Wade escreve no livro *Grieving While Black* [O luto enquanto pessoa negra]: "Nossa posição social determina nosso acesso ao tempo e, portanto, nossa capacidade de sofrer e nos reintegrarmos após uma perda".[14]

Sem esses recursos, eu poderia ter chegado a conclusões muito diversas — que o mundo é indiferente, que não sou digna de amor, que nunca serei grande coisa. Reconhecer esse privilégio não significa que não foi preciso coragem para me curar depois de uma perda devastadora; significa que nasci em uma posição social que me proporcionou uma vida mais leve antes que o luto pesasse sobre mim. Isso consolidou meu compromisso de trabalhar em prol da justiça social que pode permitir a todos o espaço para sofrer, o tempo para restaurar o significado e os recursos para entender como funciona o luto humano. Reconheço que, se outras pessoas não têm espaço para sofrer, todos em nossa comunidade saem perdendo. E, assim, como diz a declaração de missão da organização Tu Nidito: "trabalho em prol de um mundo onde ninguém sofra sozinho".

4
O fígado e os pulmões

Minha mãe morreu nas primeiras horas da manhã, três dias após o Natal. Naquela noite, não me lembro de ter voltado para a casa onde morava para dormir, mas lembro que meu melhor amigo estava lá quando me levantei e fomos tomar café da manhã no centro. Em uma cidade tão pequena como a nossa, todos sabiam que minha mãe estava gravemente doente. Quando a dona do restaurante mexicano que escolhemos passou por nossa mesa, ela disse: "Sinto muito, soube que sua mãe está no hospital". Eu lhe agradeci e disse que ela havia morrido na noite anterior. "Oh, *hija*", disse ela. "Sinto muito. O que posso lhe oferecer? O que você quiser."

"Posso pedir uma cerveja?"

"Claro que pode."

Perdas significativas podem criar dois problemas. O primeiro problema para sua saúde é o luto em si, com as mudanças fisiológicas que o acompanham e que ameaçam sobrecarregar o coração e o sistema imunológico. O segundo é sua reação ao luto, suas estratégias para lidar com a dor causadas por ele. Essas respostas de enfrentamento podem se tornar um problema de saúde por si só. O caminho do luto até suas consequências médicas pode durar muito mais tempo do que o efeito do estresse agudo, criado por como você lida com sua saúde e de suas tentativas de lidar com a perda estressante, destruindo seu corpo dia após dia. Porque, embora tomar uma cerveja no café da manhã possa ser uma estratégia de enfrentamento adequada no dia seguinte à morte de um ente querido, se ela se tornar sua principal estratégia, causará danos de longo prazo ao seu fígado e poderá até mesmo encurtar sua vida.

Um estudo sobre como os padrões de uso de álcool, cigarros e drogas mudam durante o luto mostra que a maioria das pessoas que perderam um ente querido não bebe ou fuma mais do que antes.[1] As pessoas enlutadas também não usam mais drogas do que as não enlutadas. Embora a maioria não mude seus hábitos quando perde um ente querido, o pequeno grupo que aumenta o uso de substâncias é muito preocupante. Homens enlutados têm maior probabilidade do que mulheres de relatar um aumento no consumo de álcool, e a taxa de consumo de álcool considerado risco clínico continua a aumentar nos dois primeiros anos após o luto.[2] As pessoas enlutadas devido à morte de um ente querido por suicídio, acidente ou homicídio têm maior probabilidade de aumentar o uso de substâncias em comparação às mortes ocorridas por causas naturais.[3] Contudo, o mais importante é que as consequências do abuso de substâncias podem ser fatais.

Em um grande estudo norueguês realizado ao longo de trinta anos, a mortalidade por causas relacionadas ao álcool (incluindo cardiomiopatia, gastrite, doença hepática, pancreatite, acidentes e suicídio, envenenamento e abuso) revelou-se substancialmente maior entre os pais enlutados.[4] Esse risco de mortalidade foi maior entre as mulheres, embora o risco para ambos os sexos tenha sido maior do que entre pessoas não enlutadas. A taxa de mortalidade mais alta era verdadeira independentemente de o pai ou a mãe ter perdido um filho ou filha adultos ou uma criança com menos de dezoito anos. Uma evidência ainda mais nítida do aumento na mortalidade relacionada ao álcool veio de uma comparação cuidadosa que os pesquisadores investigaram. Como muitos fatores, tanto dos genes quanto do ambiente da infância, podem influenciar o abuso de álcool e as doenças relacionadas, os pesquisadores compararam o pai ou a mãe de luto a um de seus irmãos. Essa análise mostrou que a morte de um filho aumentou a mortalidade relacionada ao álcool somente no irmão enlutado e, portanto, era independente de qualquer risco devido a fatores genéticos ou familiares.

Um grande kit de estratégias de enfrentamento

Os seres humanos têm uma infinidade de estratégias de enfrentamento para lidar com situações estressantes, desde expressar seus sentimentos a um amigo que os apoia, mudar a maneira como encaram uma situação para facilitar o enfrentamento, até suprimir ou evitar completamente seus sentimentos. A partir de pesquisas sugere-se que não existe uma estratégia errada, nem mesmo a evitação. O mais importante é usar a melhor delas para se adequar à situação específica, ao contexto em que nos encontramos.[5] O enfrentamento inclui esforços para minimizar, tolerar, superar, evitar ou controlar um fator de estresse. Frequentemente, nossa estratégia de enfrentamento leva a uma mudança na forma como nos sentimos, pois nossos sentimentos costumam surgir em reação a uma situação estressante ou desagradável. A flexibilidade na forma como lidamos com uma situação ou na mudança do que fazemos e de como pensamos sobre ela nos dá um repertório mais amplo para lidar com as várias novas experiências que nos deparamos enquanto pessoas em luto.

Ter uma ampla gama de estratégias de enfrentamento que podemos utilizar nos permite variar nossa reação ao contexto. O contexto pode incluir todos os tipos de dimensão, desde a pessoa com quem convivemos até a duração da situação e a hora do dia. A maneira como lido com uma onda de tristeza quando estou indo para a cama é diferente de como lido quando estou prestes a entrar em uma reunião de trabalho. Penso nisso como se estivesse carregando um grande kit de estratégias de enfrentamento e, depois, olhando para uma situação e pensando: *Chave inglesa? Chave de fenda?* Um grande kit de ferramentas nos impede de usar o mesmo martelo de confiança em todas as situações, pois ele pode não ser a melhor ferramenta para consertar uma janela. A metáfora do kit de ferramentas poderia ser traduzida da seguinte forma: *Sair para caminhar? Desabafar com um amigo? Maratonar* The Expanse? Desenvolver a percepção de qual ferramenta de enfrentamento usamos inconscientemente pode nos ajudar a fazer melhores escolhas para lidar com a dor do luto.

Formas de evitar

Quando estamos de luto, muitas vezes desejamos mudar a forma como nos sentimos, fugir dele. Na verdade, a maioria de nós gostaria de modificar toda a nossa realidade e ter o ente querido de volta, ter a vida como era antes. Entretanto, no mínimo, os incessantes sentimentos (e pensamentos) podem nos fazer querer fechar o livro da vida e passar o dia, a noite e o fim de semana como um zumbi, sem saber que o estamos fazendo. Uma das maneiras mais comuns de evitarmos o que acontece no presente é ingerindo uma substância que muda nosso estado. Usamos drogas — inclusive legalizadas — por vários motivos. Pense em álcool, maconha, nicotina, analgésicos prescritos e cafeína. Usamos substâncias para aumentar a energia, diminuir a ansiedade em situações sociais, dar uma pausa no trabalho, melhorar o humor, ajudar a acordar e a dormir, motivar, relaxar, comemorar, melhorar a concentração, reduzir a dor física, marcar momentos rituais no dia, apagar os pensamentos ou sentimentos e lidar com o tédio. O que todas essas coisas têm em comum? Queremos modificar algo em nosso estado atual e dependemos de uma substância que ingerimos para chegar a um estado novo.

Meus amigos e eu frequentemente aderimos ao Janeiro Seco e não bebemos álcool nos primeiros 31 dias do ano. Eu participo do movimento porque, embora nunca tenha tido um transtorno por uso de substâncias, o consumo de álcool pode se tornar um hábito tão natural que não paro sequer para refletir sobre ele. E acho que o mais importante para compreender sobre a nossa motivação para beber (ou usar outra coisa) não é o estado que estamos tentando alcançar, e sim o que estamos tentando evitar, desfazer ou mudar. Quando o hábito de puxar um maço de cigarros ou parar para tomar uma segunda xícara de café passa completamente despercebido, temos pouca oportunidade de saber o que está funcionando ou não em nossa vida e o que mais podemos fazer para mudar a forma como estamos nos sentindo.

No livro *Waking Up to What You Do* [Acordando para o que você faz], a professora budista Diane Rizzetto descreve um processo pelo qual podemos nos conscientizar de nossos hábitos automáticos, as respostas à nossa situação que nos levam a fazer sempre a mesma escolha. Para alguns de nós, essa escolha é pegar um copo sempre que a tristeza se infiltra em nossa consciência periférica. De repente, estamos respondendo à pergunta-padrão do consultório médico "Quantas bebidas alcoólicas você toma em uma semana?" com mais bebidas do que dias, sem nunca termos percebido que entramos nesse padrão. Rizzetto descreve a possibilidade de fazermos uma pausa antes de pegar uma garrafa, um maço de cigarros ou um café no Starbucks e refletir por um momento sobre como estamos nos sentindo. Muito antes de decidirmos fazer algo diferente ao fim dessa pausa (talvez escolhendo algo que não seja ingerir uma substância para mudar nosso estado), podemos nos permitir sentir o momento, sentir nosso corpo, nossa mente, nossos desejos e medos. Tudo que sentimos tem valor, mesmo que seja apenas por um momento.

Muitas vezes, o luto que estamos enfrentando parece insuportável. Ao refletir sobre a pausa que podemos fazer antes de ir atrás do copo e pegá-lo de fato, Rizzetto diz: "Ela pode revelar o sonho egocêntrico, no qual encaramos o mundo como achamos que ele *deveria* ser, e não como ele *é*".[6] *A pessoa que eu amo* deveria *estar aqui. Eu* deveria *ser mais forte do que isso. Eu* deveria *me sentir afortunado por termos tido um ao outro, em vez de ficar com raiva por ela ter partido. Eu* deveria *estar feliz por estar nesta festa, com pessoas que sei que gostam de mim.* É possível fazer um número infinito de declarações desse tipo, mas nenhuma delas de fato importa. O que importa é o que você sente no momento e se isso vai ditar o que fará depois. Porque essas exigências internas de como as coisas deveriam ser e de como você deveria se sentir são uma prisão — infelizmente, uma prisão que pode levar a câncer de pulmão ou doença hepática.

Dependência

Não sou especialista em vício, mas sei, com base na ciência psicológica, que há um limite pouco definido entre a maneira como uma substância pode ser usada ocasionalmente como forma de lidar com uma situação e a maneira como uma substância pode mudar nosso cérebro e, consequentemente, nossa motivação.[7] O que muda no caminho para o vício geralmente tem a ver com nossa perspectiva. Quando o desespero em relação ao futuro ou a aversão a si mesmo são dominantes, podemos ser levados a querer filtrar nossa consciência por meio de álcool, analgésicos ou algum outro método. Quem tem dependência encara o uso de drogas como a única maneira de lidar com a situação, ao mesmo tempo que se sente impotente para encontrar outras estratégias em circunstâncias difíceis. Por fim, lidar com a situação sem o uso da droga parece impossível. Faríamos escolhas melhores se acreditássemos que houvesse um futuro que valesse o esforço.

Usamos estratégias de enfrentamento melhores quando temos recursos, amigos a quem recorrer para nos dar conforto e esperança, quando acreditamos que somos capazes de sobreviver neste mundo sem nosso único filho, ou que um dia conseguiremos viver bem. O vício não nos rouba o livre-arbítrio, mas, por meio das mudanças em nosso cérebro provocadas por uma droga, ele afeta nossa tomada de decisão contínua, distorce nosso pensamento e torna menos confiável o uso de estratégias alternativas de enfrentamento. Isso pode acontecer com qualquer pessoa. Quando quebrei o tornozelo aos quarenta anos, depois de um divórcio e enquanto meu pai estava com uma doença terminal, deram-me analgésicos. Eu havia tomado analgésicos após uma cirurgia no joelho quando era mais jovem e não tive problemas em tomá-los da maneira prescrita, mas dessa vez a situação havia mudado. De repente, os analgésicos não apenas acabavam com a dor. Eles me davam conforto. Faziam-me sentir melhor comigo mesma e com minha situação de solidão. Reconhecer que eles faziam eu me sentir assim foi muito assustador, e, como tive a sorte de contar com muitos outros recursos em minha vida, livrei-me dos comprimidos e busquei outras opções para lidar com minha solidão, medo de fracassar como pessoa e momentos de desespero. O contexto é importante para saber como uma droga afeta nosso sistema.

Nem todos os momentos são iguais

A ideia de que as drogas podem nos afetar de forma diferente em momentos de estresse, como o luto, também tem base em pesquisas psicológicas. As drogas com potencial de abuso (incluindo álcool, nicotina e opioides) aumentam a produção de betaendorfinas pelo corpo, a forma de opioides que produzimos naturalmente. Na verdade, essas drogas estimulam a liberação de endorfina e dopamina em uma área do cérebro chamada "núcleo *accumbens*" — exatamente a mesma que é ativada quando sentimos saudade de um ente querido falecido. A *teoria dos opioides cerebrais no apego social* tem uma longa história na neurociência animal e uma história mais recente em estudos de neuroimagem humana. A separação de um ente querido resulta em uma diminuição abrupta de nossa produção natural de opioides, e isso pode ser parte do motivo pelo qual as pessoas enlutadas descrevem o luto como "doloroso". Por exemplo, quando foi pedido às mulheres que refletissem sobre as lembranças da separação de um ente querido, como luto ou rompimento, as imagens da ressonância mostraram que havia menos ligação de opioides no cérebro durante esse período de reflexão, em uma área diretamente adjacente ao núcleo *accumbens*.[8] A descrição do luto como doloroso pode não ser apenas uma metáfora, mas também uma vaga consciência dessa mudança física em nossa sensibilidade à dor. Consequentemente, o uso de drogas durante o luto pode ser uma forma de automedicação para superar esse estado doloroso.

O psicólogo Mustafa al'Absi e seus colegas da Faculdade de Medicina da Universidade de Minnesota estudam a dependência.[9] Al'Absi acredita que uma reação fisiológica desregulada ao estresse pode prever a recaída do tabagismo. Por exemplo, sabemos que períodos de maior estresse levam a taxas mais altas de recaída. Em um estudo para testar essa hipótese, 45 fumantes que queriam parar de fumar foram ao laboratório de Al'Absi nas primeiras 24 horas de abstinência. Foram conectados a um cateter intravenoso (IV) para que os pesquisadores pudessem coletar pequenas amostras de sangue de seus níveis de betaendorfina durante todo o estudo. Depois de se adaptarem ao ambiente do laboratório, foram solicitados a fazer um discurso defendendo sua posição em uma questão social ou se defendendo de uma acusação de furto em uma loja. (Eu com certeza acharia isso estressante!)

Dos 45 participantes, 34 tiveram uma recaída no período de acompanhamento de quatro semanas, o que não é incomum em tentativas de parar de fumar. As medições de desejo, sintomas de abstinência e angústia aumentaram significativamente para todos os participantes após o discurso, independentemente de terem ou não recaído. E, de modo geral, quando eles compareceram ao estudo, o nível de betaendorfinas era o mesmo para os que tiveram recaídas e para os que se abstiveram com sucesso. Contudo, foi notável que os que tiveram recaídas apresentaram concentrações de betaendorfina significativamente mais baixas do que os abstêmios logo após o estresse de falar em público. Embora o estudo de Al'Absi não estivesse analisando o luto, quando pensamos nas dores do luto, uma queda nos níveis de betaendorfina após uma onda estressante de luto poderia levar a uma redução nos níveis de dopamina no núcleo *accumbens*. Isso pode tornar os fumantes mais vulneráveis aos efeitos recompensadores da nicotina.

A maneira como nos sentimos em determinado momento inclui aspectos fisiológicos de nossa experiência. Se não pararmos para pensar em nossa próxima ação, como sugere Rizzetto, e para refletir sobre o fato de que um desejo pode ser ainda maior nos momentos em que estamos nos sentindo tristes ou estressados podemos acabar fumando ou bebendo sem a devida percepção. Sem essa consciência, o desejo de mudar nosso estado pode superar as melhores intenções de não usar substâncias.

Éramos tão próximos

Os relacionamentos também têm um aspecto fisiológico. Nosso corpo produz opioides em reação a alguém que amamos há muito tempo, a pessoa com quem compartilhamos um vínculo duradouro. Essa produção de opioides em um relacionamento de longo prazo é diferente da onda inicial de hormônios que vem com um novo relacionamento. Isso talvez seja parte do motivo pelo qual nada se parece com o relacionamento que tivemos com um ente querido falecido. Obviamente, há muitas razões para que nenhum outro relacionamento cause a mesma sensação, mas uma delas é que qualquer novo vínculo que desenvolvemos está inicialmente usando caminhos moleculares diferentes do relacionamento confortável e conhecido. Nada pode substituir o histórico de convívio com um irmão ou um pai que nos conheceu a vida inteira. Um novo filhote de cachorro é diferente do vínculo com seu melhor amigo de quatro patas, embora possa proporcionar um tipo diferente de alegria. Os opioides naturais nos recompensam pelo reencontro com quem amamos, representam a proximidade que sentimos e proporcionam essa sensação de conforto. Parte de como sabemos que os vínculos de longo prazo utilizam especificamente os opioides naturais vem de um estudo sobre o que acontece quando os bloqueamos com uma droga chamada "naltrexona".[10] Os psicólogos Tristen Inagaki e Naomi Eisenberger conduziram um estudo no qual os participantes tomaram naltrexona ou um placebo por quatro dias. Eles não sabiam qual estavam tomando, algumas pessoas tomaram a droga primeiro, enquanto outras começaram pelo placebo. É importante ressaltar que isso significa que, nesse estudo, cada um serviu como o próprio controle, o que é chamado de "projeto de pesquisa de medidas repetidas". Portanto, podemos comparar as reações dos participantes quando seus opioides foram bloqueados com seu próprio estado natural e ter a certeza de que os resultados decorrem apenas do efeito da droga, e não de outras diferenças individuais que observamos entre as pessoas.

Durante os quatro dias em que estavam tomando as drogas, os participantes mantiveram um diário sobre como se sentiam socialmente conectados e seus sentimentos agradáveis em geral. Embora não tenham se sentido menos positivos durante esses quatro dias, quando estavam tomando naltrexona, classificaram seus sentimentos de proximidade com os outros como mais baixos. Além disso, os pesquisadores pediram aos participantes que fossem ao laboratório no quarto dia e realizassem uma tarefa para medir especificamente a reação deles a mensagens de seis indivíduos próximos. Cada um indicou seis pessoas no início do estudo (pais, avós, irmãos, pessoas importantes e amigos), e os pesquisadores entraram em contato para ver se elas aceitariam escrever mensagens amorosas para o participante. Também foi solicitado que a rede do participante mantivesse segredo, para que as mensagens fossem uma surpresa e os pesquisadores pudessem captar a reação emocional genuína. As mensagens incluíam: "Você enriqueceu meus dias e me deu muita alegria", "Obrigado por me amar em meu pior momento", "Você é meu número 1". Esses recados são muito tocantes; só de lê-los já me dá um calor no coração!

Quando os participantes estavam recebendo naltrexona, as classificações de proximidade após a leitura das mensagens eram menores, embora as de sentimentos positivos em geral não fossem diferentes. Essa distinção entre apenas se sentir bem e se sentir próximo aos outros é importante e foi uma parte elegante desse estudo. A teoria dos opioides cerebrais do vínculo social sugere que o bloqueio dos opioides deve afetar em específico os sentimentos de conexão social, e não outros sentimentos. Foi exatamente isso que se mostrou verdade no estudo. Os opioides têm a ver com nossos relacionamentos, fornecendo-nos informações sobre a conexão que temos com os outros e nos recompensando por manter esses vínculos de longo prazo. Durante o lento processo de restauração de uma vida significativa, devemos considerar que novos relacionamentos serão diferentes do que tínhamos com quem faleceu. Isso não significa que essas relações que iniciamos ou fortalecemos sejam menos importantes, mas que provavelmente levará alguns anos para construir o tipo de ligação que oferecerá sentimentos calorosos e reconfortantes semelhantes aos que nosso corpo sentia quando estávamos com aquela pessoa especial.

Quando considero a atual epidemia de opioides, penso em como as drogas são processadas de forma diferente em nosso corpo e cérebro quando estamos de luto. Quem sofre de dependência de opioides não está necessariamente buscando uma sensação de euforia; em vez disso, as drogas podem resolver sentimentos de solidão e desconexão.[11] Os altos índices de luto que encontramos em nossa cultura atualmente e os baixos níveis de informação sobre o que esperar e como lidar com ele, talvez ajudem a explicar em parte o aumento da dependência de opioides. Se a droga que utilizamos destruir nosso fígado ou pulmões, essa forma de lidar com a perda pode ser o resultado de um corpo de luto.

Seu amor é meu analgésico

O sentimento de proximidade afeta nossa experiência de dor mesmo quando estamos longe de nossos entes queridos vivos. O simples fato de imaginá-los durante sua ausência tem um impacto em nossa fisiologia.[12] Em um estudo realizado na Universidade do Arizona, Kyle Bourassa e David Sbarra pediram aos participantes que fizessem um *teste pressórico ao frio* enquanto seu parceiro romântico estivesse presente ou enquanto eles simplesmente o imaginassem. Esse teste envolve enfiar o pé em um balde de água gelada, uma experiência um tanto dolorosa. Surpreendentemente, tanto o grupo que tinha o parceiro presente quanto o grupo que apenas imaginava o parceiro tiveram a pressão arterial significativamente mais baixa em comparação ao grupo controle que apenas pensava em seu dia. Inclusive, a pressão arterial foi reduzida na mesma proporção, quer o parceiro estivesse fisicamente presente, quer estivesse sendo imaginado. O apelo mental ao nosso relacionamento interno com uma pessoa amada pode mudar nossa reação cardiovascular quando enfrentamos um desafio físico, como a dor.

A evidência do alívio da dor quando imaginamos nossos entes queridos vivos vem de outro estudo, realizado por Jarred Younger e colegas da Universidade Stanford.[13] Esse experimento usou o calor na base do polegar como desafio de dor, e isso foi feito durante um exame de neuroimagem, para que a ativação cerebral pudesse ser registrada simultaneamente. Cada participante tinha classificado sua reação à dor causada pelo aumento do calor em uma visita anterior ao exame de ressonância magnética funcional, de modo que os pesquisadores sabiam exatamente qual nível de calor cada pessoa estava disposta a tolerar como um breve desconforto. Como a distração também é conhecida por reduzir a dor, em uma condição do estudo, ofereceu-se aos participantes um quebra-cabeça para distrair a mente da dor e, em outra, eles imaginaram a pessoa amada. Tanto a distração quanto o apelo à imagem mental da pessoa amada reduziram os relatos subjetivos de dor, mas o alívio da dor funcionou por meio de diferentes sistemas do cérebro. Somente imaginar o parceiro aumentou a atividade na rede de recompensa, e a quantidade de alívio da dor foi correlacionada ao aumento da atividade do núcleo *accumbens*.

E se eu nunca parar de chorar?

Um dos resultados fisiológicos mais óbvios de sentir a dor do luto é o choro. Surpreendentemente, a ciência sabe muito pouco sobre por que choramos e qual é o impacto disso em nosso corpo. Ainda mais surpreendente é o fato de não haver estudos sobre o choro em uma amostra de pessoas enlutadas (por enquanto). Considerando como o choro é comum durante o luto, acho isso surpreendente. Fico impressionada com o quanto, em nossa cultura, temos dificuldade de ficar perto de pessoas que estão chorando, e isso faz com que os pesquisadores também evitem isso. Aliás, quando meus alunos de pós-graduação começam a fazer estudos em meu laboratório, muitas vezes ficam chocados com o quanto as pessoas de luto choram. Tenho de assegurar-lhes que isso é normal e esperado, que não os prejudicará e que não sugere que haja algo profundamente errado. Para a grande maioria de nós, as crises de choro diminuirão em frequência e intensidade por conta própria, com o tempo. O choro é a expressão natural da tristeza, em seu tempo.

Portanto, considerando nosso nervosismo cultural em relação ao choro, consigo entender por que as pessoas são tão reticentes em se permitir chorar, por que seguram. Na maioria das vezes, o choro é uma reação tão forte que não temos muito controle sobre ele. Contudo, há quem tenha medo de que, caso se permita começar a chorar, nunca mais pare. Ou que não seja capaz de suportar a dor. No entanto, posso dizer que isso não acontecerá. Chorar, na maioria das vezes, nos faz sentir melhor, ou pelo menos mais calmos, em seguida. É provável que isso ocorra porque alguns dos mesmos neuroquímicos que aliviam a dor já mencionados são liberados quando choramos.

Nos poucos estudos sobre choro, descobriu-se que há uma diferença entre lacrimejamento reflexo (ao entrar em contato com substâncias irritantes, como ao cortar uma cebola) e lacrimejamento psicogênico (como durante um filme triste).[14] O lacrimejamento psicogênico contém mais prolactina (um hormônio associado à amamentação e ao apego) e opioides (na forma de leucina-encefalina). Muitas teorias sobre por que choramos destacam que é uma forma de comunicação social, que o choro permite visivelmente que os outros saibam que precisamos de consolo. Embora eu ache que essa função seja relevante, tenho uma hipótese de que também há outra função.

A prolactina é estimulada pela oxitocina, e já discutimos como essa desempenha um papel importante no corpo de luto. Uma das funções da oxitocina é nos comportamentos de apego, como amamentação e sexo. Nesses dois exemplos, parte do papel da oxitocina e da prolactina é desenvolver vínculos, aprender que aquele bebê ou parceiro é especial para nós, que devemos cuidar dele, lembrar-nos dele e nos voltar a ele. Minha hipótese é de que o choro seja outro comportamento de apego. Sabemos pela neurociência que a oxitocina tem um efeito *permissivo* em nosso cérebro. Isso significa que, enquanto a oxitocina está inundando nosso cérebro, a probabilidade de estabelecer conexões entre os neurônios aumenta. Essas conexões literais entre os neurônios também são a forma como aprendemos novas informações. Portanto, a presença da oxitocina significa que temos maior probabilidade de aprender com a situação em que nos encontramos. Durante a amamentação ou a intimidade, isso nitidamente nos permitiria aprender as características detalhadas de nossos entes queridos, para nos lembrarmos deles e nos sentirmos motivados a procurá-los. Quando sofremos e somos lembrados da ausência dessa pessoa única e aí choramos, acredito que também podemos estar aprendendo, mas aprendendo que ela não está mais conosco no mundo físico. O choro permite que nosso cérebro faça a conexão de que a ausência é permanente e, embora isso seja extremamente doloroso, faz parte do processo de aceitação de nossa nova realidade e de restauração do significado da vida.

Nem todo mundo chora depois de uma perda, mesmo quando gostaria, e acredito que isso também seja normal. Os seres humanos são extremamente complexos. Temos várias maneiras de aprender sobre o mundo e nossas relações mutáveis dentro dele. Contudo, se você chora todos os dias, mesmo várias vezes ao dia, provavelmente é apenas uma parte da resposta de seu corpo que o está ajudando a aprender o que está acontecendo e a encontrar uma maneira de superar. Chorar muito e com frequência não vai prejudicar e, inclusive, com a respiração profunda que geralmente acompanha o fim do choro, pode também ajudar seu corpo a regular a frequência cardíaca.

Muitas maneiras de evitar

Beber álcool ou fumar são estratégias de enfrentamento que nos permitem evitar sentimentos dolorosos. Embora tenham consequências óbvias de longo prazo para nossa saúde, outros comportamentos de enfrentamento também afetam nosso corpo. Não é um grande exagero ver os videogames ou as compras on-line como uma estratégia de enfrentamento potencialmente evitativa. Esses comportamentos nos mantêm presos no mesmo lugar por horas, algo que afeta nosso corpo na forma de uma coluna curvada ou de um declínio em nossa atividade geral. A ingestão excessiva de *junk food* é uma estratégia de enfrentamento com efeitos evidentes sobre o peso e a glicemia. Muitos de nós já conhecemos alguém enlutado que se joga no trabalho após a perda, apesar de sua aparente exaustão. Ou alguém obsessivo por seu cronograma de corridas, mesmo quando está mancando por causa de danos nos ligamentos. Qualquer comportamento que afaste nossos sentimentos e pensamentos de luto da consciência pode ser uma estratégia de enfrentamento que terá consequências para nosso corpo, pois afastar qualquer parte de nós mesmos da consciência provavelmente significa que também não estamos cientes do impacto em nosso físico. Como afirmei antes, isso não significa que essas estratégias de enfrentamento sejam "ruins", e sim que devem ser usadas com moderação ou, pelo menos, que devemos observar o efeito que estão tendo no nosso corpo.

Encarar os comportamentos de enfrentamento (como excesso de trabalho ou compras on-line) como consequências para nosso corpo e nossa saúde não é um grande salto em relação a ver as drogas como um comportamento de enfrentamento com consequências fisiológicas. Contudo, para saber se o enfrentamento por meio de padrões de pensamento específicos (como a ruminação) tem consequências para a nossa saúde, é preciso um pouco mais de explicação. Em minha vida, levei muito tempo para aprender que a forma como falamos conosco e com os outros afeta a maneira como nos sentimos e, portanto, nossa saúde física. Parece muito improvável que algo aparentemente inofensivo como palavras seja capaz disso, mas, como ondulações em um lago, o efeito delas (no pensamento e na fala) reverbera em nosso corpo e em nossa mente. As palavras têm o poder de nos distanciar de nosso corpo e de nossas emoções.

Sempre gostei de falar. Falava incessantemente quando era criança. Tenho uma lembrança vívida do ensino fundamental, com meu lápis cobrindo as linhas azuis do papel pautado com: "Não conversarei em sala de aula". Minhas mãos ficaram com cãibras por causa da punição supostamente dissuasiva de cem penalidades, mas ainda assim me lembro de pensar: *Mas isso não é verdade!* No ensino médio, muitas horas de bate-papo aconteciam durante as longas viagens de ônibus de Montana para os encontros de debate, em escolas a centenas de quilômetros de distância. Lembro que, em uma dessas viagens, um amigo introvertido olhou para mim, irritado, do outro lado do assento, e disse: "Você fala o tempo todo, mas não diz nada". Fiquei muito confusa com essa afirmação (e magoada também). Para mim, conversar era a forma como a amizade se constituía, como eu transmitia meus sentimentos entusiasmados por um amigo. Com a retrospectiva da vida adulta e um diploma de psicologia clínica, sei agora que as palavras eram minha maneira de verificar como todos ao meu redor estavam se sentindo. A conversa era meu detector, o que me certificava de que todos estavam bem, que estavam bem comigo, que eu não precisava consertar nada. Imagino que, devido a esse objetivo subconsciente, meus amigos às vezes se sentiam atacados por minha enxurrada de palavras.

Quando cheguei à faculdade, comecei a escrever um diário, o que se tornou outra maneira de expressar minha enxurrada de palavras, juntamente com cartas para minha melhor amiga. Escrever em um diário pode ser uma maneira maravilhosa de processar os pensamentos e sentimentos, e muitas pessoas de luto o consideram uma ferramenta útil. Embora eu não tenha reconhecido isso na época, para mim, escrever em um diário era uma forma de reflexão. Eu escrevia e reescrevia sobre como estava me sentindo, por que isso acontecia e meus temores de que nunca me sentiria melhor, ampliando minha autoconversa negativa e ruminativa. Essa repetição passiva e focada em si mesma não é o mesmo que processamento, que permite que a pessoa *descubra* o que está sentindo no momento por meio da escrita, a causa e o efeito das mudanças em sua experiência ao longo do tempo. As solicitações de escrita direcionada, como as que descrevi no estudo de intervenção sobre o luto no Capítulo 1, são bons exemplos de processamento. Elas podem nos levar a novas direções, desenvolvendo novas maneiras de encarar nossa experiência.

Com base nesse histórico de conversas incessantes, você pode imaginar como foi chocante para mim a experiência religiosa de uma reunião quaker em silêncio. Depois que me recusei a ser crismada na adolescência, minha mãe sabiamente me disse que eu ainda precisava ter uma comunidade religiosa, mesmo que não fosse católica. Minha melhor amiga era quaker e, quando lhe perguntei o que eles faziam, ela me contou que um pequeno grupo de adoração se reunia na sala de estar de seus pais em silêncio. Se ninguém iria me dizer o que falar ou no que acreditar, parecia ser uma religião aceitável. Assim, todas as semanas, eu me sentava em silêncio com a família dela e cerca de dez outros adultos por uma hora, em uma antiga casa vitoriana com estantes de livros do chão ao teto. Era profundo, confuso e, às vezes, vagamente perturbador — por vezes, eu me pegava chorando sem motivo aparente, o que não parecia surpreender ou incomodar ninguém. Quando enfim perguntei a uma pessoa o que ela fazia enquanto ficava sentada em silêncio, ela me disse que estava ouvindo. Como adolescente, eu não tinha a menor ideia do que isso significava, mas tentei ouvir, sem saber direito o que estava escutando ou para onde deveria ser direcionada essa escuta.

Sentar-me em silêncio quando era adolescente foi o início de uma longa jornada para descobrir como minha mente funciona, como alcançar mais equilíbrio em meu estado mental, obter mais paz e calma. Descobri que o uso de palavras pode ser uma forma de evitar sentimentos que, de outro modo, poderiam aflorar, porque minhas lágrimas brotavam quando eu parava de falar e simplesmente me sentava. Foi minha primeira percepção de que havia um estado de apenas ser, em vez de estar sempre fazendo. Quando desenvolvi uma fadiga significativa por causa da esclerose múltipla, não tinha mais energia para tanta conversa e interação social. Isso significava que eu tinha de enfrentar qualquer sentimento que surgisse quando não estivesse correndo, falando sem parar, ou com pensamentos passando pela minha cabeça.

Forçada a desacelerar, recuei diante de outra ideia que surgiu em minha consciência: havia algo que eu estava evitando com toda essa verbalização? Do que eu tinha tanto medo?

Os pensamentos podem afetar nosso corpo

Nas décadas que se passaram desde que percebi que havia uma conexão entre o que eu estava pensando e meu estado físico, estudei pesquisas sobre ruminação. Talvez você se surpreenda com o fato de que agora sou capaz de listar vários mecanismos diferentes pelos quais as palavras afetam nosso estado físico. Primeiro, há o conteúdo das palavras. A conversa negativa sobre si mesmo (por exemplo, *sou um otário; nunca vou encontrar alguém que me ame*) afeta nosso estado emocional, e nossas emoções sempre incluem um componente fisiológico. Sentimos ansiedade no corpo, e o corpo permite a sensação de excitação ou tensão. Sentimos a depressão como letargia em nossos membros, o que nos impede de realizar atividades significativas. Esse primeiro mecanismo pelo qual as palavras afetam nosso estado físico é a alavanca usada pela terapia cognitivo-comportamental (TCC). A TCC pode melhorar nossa saúde física e mental. Esse método de psicoterapia ensina os clientes a se conscientizarem de seus pensamentos automáticos e, em seguida, do efeito deles. Juntos, o terapeuta e o cliente avaliam se um pensamento é verdadeiro, examinando as evidências a favor do pensamento e contra ele (por exemplo, *todo mundo passa por momentos em que não está em um relacionamento, então talvez não seja por eu ser otário*), o que, consequentemente, permite que o cliente redirecione sua conversa interna, muitas vezes mudando a maneira como se sente emocional e fisicamente.

Um segundo mecanismo pelo qual as palavras afetam nosso estado físico é a *manutenção* de pensamentos perseverantes. Por exemplo, se você encontrar um colega e ele oferecer condolências por sua perda e depois diz: "Bem, pelo menos ele está em um lugar melhor", isso pode deixá-lo irritado. No entanto, se você continuar a repassar essa conversa, repetidas vezes, mesmo após ela terminar, é provável que sua pressão arterial e frequência cardíaca permanecerão um pouco elevadas. Dessa forma, seu corpo continua a confrontar uma situação que não está mais acontecendo no momento presente, mas *está* acontecendo no mundo virtual que você está habitando por meio de seus pensamentos — o que eles disseram, o que você gostaria de ter dito. As palavras podem manter você (e sua fisiologia) refém do passado, mesmo que o passado tenha sido há apenas algumas horas.

Um terceiro mecanismo é a natureza da reflexão da ruminação. A ruminação continua sem parar, uma ladainha de pensamentos sobre nosso luto ou sobre a morte de nosso ente querido, em geral com uma perspectiva notadamente voltada a nós mesmos. *Por que ainda me sinto assim? O que há de errado comigo? Isso é normal?* Você também pode notar que esses pensamentos são passivos — a ruminação não é um exercício de solução de problemas, e sim uma revisão interminável sem nenhum plano para lidar com a situação de forma diferente no futuro. Em *O cérebro de luto*, mencionei que os pensamentos de teria/deveria/poderia que ocorrem com frequência após a morte de um ente querido são uma experiência comum de ruminação relacionada ao luto. Os pensamentos perseverantes mantêm nossa reação a uma experiência que acabou de acontecer, mas a ruminação pode ocorrer a qualquer momento, em especial quando nada mais está acontecendo (como quando estamos parados em um semáforo ou nos deitamos à noite). Descobrir como a rumininação funciona como estado mental e se lembrar de verificar com a mente se você está ruminando é metade da batalha para aprender a deixar esses pensamentos de lado. A ruminação é extraordinariamente comum, e pode ser difícil perceber quando entramos nesse processo de pensamento em espiral.

A ruminação como forma de evitação

Uma maneira de entender as consequências da ruminação é considerar estas perguntas-chave:

> *O que* não *estou fazendo porque minha atenção está presa em uma ruminação interminável?*

> *O que eu estaria experimentando se não estivesse preso em meus pensamentos?*

Uma possibilidade é usarmos a ruminação como uma forma (subconsciente) de manter algo fora de nossa atenção, como o medo de uma onda incontrolável de tristeza. Como o luto é muito doloroso, os pensamentos que correm em nossa mente podem nos distrair de qualquer sentimento que surja, mantendo-nos no modo de *pensar* e fora do modo de *sentir*.

De fato, os psicólogos do luto Maarten Eisma, Maggie Stroebe e Henk Schut, da Universidade de Utrecht, formalizaram essa possibilidade em uma hipótese testável na década de 2010, que chamam de Hipótese da Ruminação como Evitação.[15] Eles apontaram que, durante a ruminação, nossa mente talvez esteja usando nosso diálogo interno para evitar qualquer outra coisa que esteja pensando (e, mais provavelmente, sentindo). Toda boa hipótese é acompanhada de testes experimentais, mas o desafio de medir a evitação é que o processo exato que se está tentando medir está fora da consciência do participante e, portanto, não é acessível ao autorrelato que em geral usamos em estudos psicológicos.

Eisma e seus colegas encontraram uma maneira engenhosa de medir a consciência subconsciente. Eles usaram um capacete especial para rastrear o movimento das pupilas dos participantes enlutados enquanto eles olhavam fotos lado a lado de seu ente querido falecido e de um desconhecido. A quantidade de tempo gasto desviando o olhar da foto do falecido foi usada como uma medida quantificável de evitação. Como uma mudança no olhar acontece na ordem de milissegundos, ela está fora da percepção consciente e, portanto, atinge o processo inconsciente que os pesquisadores estavam procurando medir. Com certeza, as pessoas enlutadas que relataram ruminar mais também passaram mais tempo desviando o olhar da foto de seu ente querido falecido, demonstrando que a ruminação e a evitação estão ligadas.[16]

Os resultados desse estudo ainda não explicam exatamente *o que* estamos tentando evitar, manter fora da consciência, por meio do processo de ruminação. É provável que o que estamos evitando seja exclusivo de cada pessoa. O luto significa que há alguns candidatos prováveis — um encontro com a morte, a rejeição ou uma perda provavelmente iniciam pensamentos e sentimentos que não queremos permitir que entrem por completo. A percepção de que nós mesmos vamos morrer, de que ninguém vive para sempre, é outra candidata; de que nossos outros entes queridos um dia morrerão, de que ninguém está imune à mortalidade, nem mesmo nossos filhos; de que nossa saúde está com os dias contados e que inevitavelmente teremos perda de capacidade e energia; de que nos sentiremos sozinhos — profunda e existencialmente sozinhos — às vezes. O simples fato de escrever essas frases em preto e branco me faz pensar em evitar escrever mais, simplesmente porque soam muito pesadas. No entanto, posso dizer que persisto em escrever o restante deste livro porque minha experiência é que nem protestar contra a terrível verdade dessas percepções, nem se desesperar porque elas são verdadeiras é um caminho a seguir. Prender-se ao protesto ou ao desespero não é uma maneira de viver a vida. Protestar contra a verdade desses fatos apenas leva nosso corpo a reagir à ansiedade que eles produzem, sem o benefício de nossa mente consciente para nos ajudar a lidar com isso. Desesperar-se com o fato de que essas verdades significam que não há esperança no futuro nega nossa capacidade humana de cura, crescimento e aprendizado. Isso nos impede de prosperar diante delas e de agir com mais compaixão e amor pelos outros, que também enfrentam essas mesmas realidades.

Quando minha mãe estava com uma doença terminal e eu estava muito abalada, fui fazer terapia. Lembro-me de ter dito ao meu terapeuta, de forma pouco característica: "Bem, ela vai morrer. Não sei se tem muito mais a dizer". Eu estava sentindo muito mais do que conseguia expressar em palavras. Tinha a sensação de que muita coisa estava acontecendo dentro de mim, mas não conseguia encontrar as palavras; eu me sentia incapaz de comunicar minha experiência interna. É óbvio que a ironia é que ainda estou falando e escrevendo sobre o processo de luto mais de 25 anos depois. Mesmo que nossa cultura não incentive isso, a natureza do ser humano significa que talvez você, como eu, queira contemplar essas verdades terríveis, essas realidades dolorosas com as quais todos temos de conviver, e tentar encontrar uma maneira de descrever como se sente em relação a elas. E, por meio desse processo, você poderá encontrar uma maneira de aceitar as realidades e seguir em frente com a vida.

O luto pode ser uma oportunidade de cura

Talvez estejamos usando a evitação há muito tempo, muito antes da morte de nosso ente querido, e isso pode estar afetando nossa saúde até certo ponto. Contudo, o luto aumenta as consequências do uso da evitação, porque a experiência de perda e luto que precisamos acomodar em nossa nova realidade é intensa e perturbadora demais. O efeito de não aprender a acomodar e aceitar nossa perda aumenta o risco de doenças, enfermidades e até mesmo morte. A evitação tem muitas faces: pode ser que estejamos afogando as mágoas em uma garrafa, fumando como uma chaminé, trabalhando além dos limites físicos de nosso corpo até o ponto da pura exaustão irracional ou remoendo os mesmos pensamentos de teria/deveria/poderia repetidas vezes, sem descobrir como lidar com a verdade dolorosa da perda no aqui e agora. No entanto, o luto é uma oportunidade de cura. Se ficarmos em silêncio e ouvirmos, poderemos descobrir como nos sentimos, do que precisamos, no que acreditamos e o que valorizamos, além de como construir uma nova vida saudável que incorpore essas motivações profundas e verdadeiras.

5
O CÉREBRO

QUANDO CONVERSO COM UM GRUPO DE PESSOAS DE LUTO, alguém inevitavelmente menciona a névoa mental. Consigo entender — é incrivelmente frustrante ter suas capacidades mentais prejudicadas. Você também talvez sinta que está perdendo a cabeça, já que a névoa mental não costuma ser mencionada entre as reações normais à perda de um ente querido. No entanto, ela é muito comum e, nos últimos anos, tem sido objeto de pesquisas relacionadas ao luto. Contudo, a primeira coisa a saber é que nem todo mundo quer dizer o mesmo quando usa o termo *névoa mental* ou, no inglês, *brain fog*. Na verdade, quando os pesquisadores do luto a estudam, geralmente usam testes neuropsicológicos de memória, ou velocidade de processamento, ou outras funções mentais distintas. Essas são medidas objetivas da capacidade cognitiva, e é possível compará-las entre pessoas enlutadas e não enlutadas ou procurar uma trajetória de mudança ao longo do tempo em um único indivíduo.

Ao contrário de uma única medição de cortisol ou de marcadores inflamatórios, os testes neuropsicológicos são sensíveis a pequenas mudanças e têm parâmetros. Isso significa que a pontuação de um indivíduo pode ser comparada ao que é esperado para sua idade e instrução, mas, mesmo que a pontuação objetiva em um teste mental seja normal, os neuropsicólogos reconhecem que a experiência subjetiva de se sentir mentalmente confuso ainda pode ser real. Por isso, aqui vou analisar a variedade de dimensões e algumas causas da névoa mental, reconhecendo que esse ainda é um tópico ativo de pesquisa e que não há consenso sobre conclusões definidas entre os pesquisadores.

Laura McWhirter e colegas da Universidade de Edimburgo fizeram um estudo inovador demonstrando que pessoas diferentes querem dizer coisas diferentes quando se referem à névoa mental. Postagens da plataforma de mídia social Reddit foram monitoradas em busca do termo durante sete dias em 2021, para capturar a maneira como as pessoas descrevem espontaneamente a experiência.[1] Eles descobriram que a expressão é usada para descrever uma série de fenômenos, incluindo esquecimento, dificuldade de concentração, dissociação, lentidão cognitiva e esforço excessivo, dificuldades de comunicação, "confusão" ou pressão e fadiga. Essas publicações estavam em *subreddits* que abrangiam uma ampla gama de doenças (incluindo Covid-19 e transtornos psiquiátricos, de neurodesenvolvimento, autoimunes e funcionais), uso e interrupção de medicamentos e outras situações. Faz sentido, pois a névoa mental ocorre em diversas circunstâncias, incluindo luto, esclerose múltipla e lúpus, gravidez e menopausa, quimioterapia, insônia, síndrome da fadiga crônica e depressão. Mais recentemente, a névoa mental foi descrita como um sintoma de Covid-19 longa, um dos sintomas debilitantes que podem se desenvolver após uma infecção por coronavírus.[2] A partir dessa lista, você pode perceber que, quando alguém usa esse termo, isso não nos diz muito sobre como exatamente seu estado mental está sendo afetado, muito menos por que ela pode estar passando por isso.

O que está definido é que a névoa mental não é "coisa de sua cabeça", literal ou figurativamente. Assim como a dor física, ela é uma experiência subjetiva e, mesmo quando a medicina e a psicologia conseguem identificar os marcadores cerebrais e corporais associados, continua sendo um fenômeno que requer autorrelato, embora possamos medi-la. A avaliação quantitativa de um relato subjetivo (quanta névoa mental você está sentindo em uma escala de 1 a 10?) aumenta e diminui de forma confiável, e o autorrelato quantitativo prevê outros resultados também de forma confiável. Tudo isso é uma maneira elegante de dizer que a névoa mental é real. O fato de a ciência talvez ainda não ter descoberto todas as causas ou tratamentos não a torna menos válida.

No entanto, se você estiver experimentando uma névoa mental durante o luto, conhecer a gama de possíveis causas pode facilitar o ajuste (ou a aceitação) dos fatores contribuintes. Por exemplo, o ruído surdo da insônia atormenta muitas pessoas durante o luto e pode dificultar a concentração ou a tomada de decisões. Quando sua agenda muda completamente em relação a cuidar de um pai doente ou de um animal de estimação amado a cada hora, as notificações que seu cérebro continua a enviar erroneamente podem interferir no que você precisa lembrar em sua nova realidade. Ficar pensando no que poderia ter acontecido pode afetar qualquer tarefa em andamento, como sua capacidade de se concentrar em pagar contas. Agora é a hora de usar um organizador diário de comprimidos, Post--its, um alarme no celular, um calendário, uma lista de tarefas. Você pode tirar no celular uma foto do local onde estaciona o carro ou pedir ao seu filho adolescente que lhe envie uma mensagem sobre o local para onde vai depois da escola, mesmo que ele já tenha lhe dito hoje de manhã. Isso não significa que você terá de usar essas ferramentas de compensação para sempre, mas o luto é um momento para utilizar todo o apoio possível.

Contudo, como este capítulo é sobre o cérebro, quero informar sobre algumas descobertas novas e empolgantes da neurociência sobre *como* e *por que* a névoa mental pode ocorrer durante o luto. O cérebro é um órgão como qualquer outro do corpo. Consequentemente, está sujeito ao mesmo impacto que a inflamação ou as alterações hormonais podem ter em qualquer órgão. Ele tem uma arquitetura que pode ser remodelada, e seus sinais elétricos podem ser retardados ou mal direcionados. É possível estudar o cérebro por meio da medição de suas ondas elétricas e de seus padrões de fluxo sanguíneo, além de sua estrutura física. Qualquer uma dessas avaliações pode mostrar alterações na estrutura e na função normais, mas observe que essas medições ainda estão em uma categoria diferente dos pensamentos, sentimentos e comportamentos. A experiência fenomenológica é um domínio diverso que pode ou não ser mapeado diretamente nas mudanças físicas observadas no cérebro. A ciência ainda está descobrindo as conexões entre o hardware do cérebro e a realidade que cada um de nós vivencia, mas nossa experiência continua sendo inerentemente subjetiva, emergindo da massa cinzenta física, e a experiência sempre será diferente da fisiologia. Até mesmo as lesões cerebrais na esclerose múltipla, brancas e pretas em uma ressonância magnética, podem ou não aparecer como sintomas no funcionamento da pessoa. A avaliação tanto da fisiologia quanto da psicologia sempre será importante — uma nunca poderá substituir a outra.

O cérebro não é imune ao sistema imunológico

Escrevi um livro inteiro sobre como o cérebro está envolvido na dor e no luto — O *cérebro de luto* —, portanto, talvez você se surpreenda com o fato de haver mais a dizer sobre esse assunto. Neste volume, porém, discuti sobretudo o impacto do luto na mente, como o cérebro codifica nosso relacionamento de vínculo e, em seguida, precisa atualizar seu mapa interno do mundo após a morte do ente querido. Ofereci um ponto de vista de como podemos estar divididos entre dois fluxos de informações ao mesmo tempo — a lembrança da morte e também a crença de apego de que a pessoa que amamos sempre estará lá, a *teoria do ausente, mas também eterno*. Propus que o luto é uma forma de aprendizado, um aprendizado que leva muito tempo. Em contraste, o capítulo que você está lendo agora considera o cérebro como apenas mais um órgão do corpo e o impacto do luto na neurofisiologia que pode nos afetar como algo além do que está em nossa percepção consciente.

Durante décadas, a ciência médica acreditou que o cérebro era um *órgão* imunologicamente *privilegiado*, intocado pelas idas e vindas de nossas células imunológicas devido à barreira hematoencefálica. O trabalho realizado no campo da psiconeuroimunologia na década de 1990 e além revolucionou nosso entendimento, descobrindo que o sistema imunológico tem várias funções no cérebro. Isso é importante porque, se não estivermos procurando nem mesmo o impacto da inflamação no cérebro, por exemplo, não descobriremos se ela desempenha algum papel!

Primeiro, existem células imunológicas especializadas para o cérebro chamadas "micróglias". Gosto de pensar nas micróglias como jardineiros residentes. Assim como um jardineiro percebe quando uma ventania danifica árvores e arbustos e pode apará-los para que cresçam outra vez com uma boa estrutura, as micróglias reagem a lesões (como derrame ou lesão cerebral traumática) criando cicatrizes, removendo células mortas e incentivando novos neurônios a se desenvolverem e compensarem as funções perdidas. Dessa forma, nossas micróglias funcionam no cérebro da mesma maneira que outros tipos de célula imunológica funcionam em outros órgãos. As células da micróglia também produzem marcadores inflamatórios, como um jardineiro que envia mensagens de rádio solicitando mais ajuda em determinada área. Na próxima seção, discutiremos o que sabemos sobre o papel da micróglia no luto a partir de estudos em animais e de imagem do cérebro humano.

Em segundo lugar, sabemos agora que as células imunológicas periféricas de nosso corpo — além das células imunológicas residentes no cérebro — atravessam a barreira hematoencefálica em determinados locais e sob certas condições. Embora isso possa ser útil se houver uma infecção no cérebro, também pode ser problemático. Na EM, a barreira hematoencefálica se torna permeável após a ativação imunológica no corpo. Esse rompimento permite que as células imunológicas entrem no cérebro, como se outros jardineiros excessivamente zelosos aparecessem no jardim. Essas células imunológicas não residentes produzem inflamação no cérebro, causando danos aos neurônios e às células que os sustentam, o que resulta em sintomas de EM e alterações no funcionamento da pessoa. É possível imaginar como a ativação imunológica periférica durante o luto agudo pode desencadear um efeito dominó se a pessoa tiver fatores de risco, resultando em impactos relacionados à EM nos anos que se seguem à perda, talvez como a minha.

A terceira função do sistema imunológico em seu cérebro talvez seja a mais fascinante. Na verdade, nosso cérebro é responsável por liderar e coordenar o funcionamento do sistema imunológico em todo o corpo. Nessa função, ele precisa de informações contínuas sobre a situação atual em todas as partes do corpo. Isso significa que as informações sobre a inflamação produzida são comunicadas ao nosso cérebro, mesmo sem a entrada de células imunológicas reais através da barreira hematoencefálica. Essas informações podem ser comunicadas de várias maneiras.

As proteínas inflamatórias produzidas no corpo, citocinas como a IL-6, podem atravessar diretamente a barreira hematoencefálica em determinados locais. Entretanto, além disso, as proteínas inflamatórias se ligam a receptores no nervo vago (que, como você deve se lembrar, "passeia" por todos os órgãos do corpo). Em seguida, o nervo vago transmite sinais elétricos para o cérebro, repassando as informações sobre os níveis de inflamação em órgãos e regiões corporais específicos. Nosso extraordinário cérebro capta todas essas formas de informações químicas e elétricas e também faz avaliações do estado atual do corpo. Além disso, como nosso cérebro é um órgão de previsão, ele usa informações sobre nosso ambiente social e físico para prever quais reações imunológicas podem ser necessárias em um futuro próximo. Tudo isso em geral resulta em uma coordenação cérebro-imunológica incrivelmente suave e eficaz para o corpo, mas dá para imaginar que há muitas maneiras de as coisas darem errado.

O impacto da inflamação periférica no cérebro

Investiguei em meus estudos de psiconeuroimunologia na UCLA o papel do sistema imunológico no luto e descobri que, em média, a inflamação aumenta em pessoas enlutadas.[3] Em uma segunda análise proveniente desse mesmo estudo, o psiquiatra Michael Irwin e eu avaliamos se havia uma associação entre a inflamação no corpo e a atividade em áreas específicas do cérebro. Embora os marcadores inflamatórios geralmente sejam medidos no sangue, eu estava curiosa para saber se poderíamos usar a saliva para medi-los na boca, já que a coleta de saliva é muito mais fácil para os participantes do que a coleta de sangue. A saliva também é um fluido corporal relevante para nossa saúde — entre os muitos outros impactos do luto, viúvas e viúvos têm níveis mais altos de doença periodontal.[4] Quando medimos a saliva de nossos participantes enlutados, descobrimos que havia mais inflamação na boca do que em um grupo não enlutado. Em alguns participantes enlutados, os marcadores inflamatórios estavam na faixa que esperaríamos durante uma doença periodontal.

Esses mesmos participantes enlutados também foram submetidos a exames de neuroimagem enquanto olhavam fotos de seus entes queridos falecidos e palavras relacionadas à dor.[5] Em uma condição de comparação, eles olhavam fotos de um desconhecido e palavras neutras. Notavelmente, descobrimos uma correlação positiva entre o nível de marcadores inflamatórios na saliva e a quantidade de ativação cerebral em uma região específica. Essa região é chamada de "córtex cingulado anterior subgenual" (sgACC, na sigla em inglês), uma região do cérebro que regula o humor. Observe que o resultado não significa que houve inflamação nessa região do cérebro. Esse achado mostra que *as informações* sobre o nível de inflamação na boca foram comunicadas ao cérebro, e aqueles com maior inflamação na boca apresentaram maior atividade em uma parte do cérebro que controla o humor.

Após o exame, perguntamos aos participantes se eles conseguiam se lembrar de alguma palavra que viram enquanto estavam na ressonância. Aqueles com maior ativação do sgACC conseguiram se lembrar de mais palavras relacionadas ao luto em comparação àqueles com menor ativação nessa área. Para garantir que não tinham apenas uma memória melhor, também perguntamos se conseguiam se lembrar de palavras neutras, e esse número não estava relacionado ao nível de atividade do sgACC. Isso significa que eles demonstraram uma tendência a lembrar palavras de tristeza. Uma função do sgACC é monitorar o significado emocional dos sinais ambientais. Interpretamos a associação entre a maior ativação cerebral do sgACC e a melhor memória para palavras relacionadas à tristeza como evidência de que as pessoas com mais inflamação são motivadas a atender preferencialmente aos sinais de tristeza em seu ambiente. Mais uma vez, vemos que a saúde do corpo influencia aquilo em que prestamos atenção e como nos sentimos, mesmo que não tenhamos consciência disso.

A inflamação na boca é nossa reação imunológica saudável às bactérias, uma resposta normal para controlar os germes que encontramos regularmente. Pesquisadores periodontais destacaram que, embora os micro-organismos possam danificar o tecido da boca e desencadear a doença periodontal, os germes por si só não são suficientes para a progressão da doença periodontal.[6] A experiência de acontecimentos estressantes na vida, como o luto, pode desempenhar um papel importante na suscetibilidade à infecção, como a que leva à doença periodontal, quando o sistema imunológico não consegue nos proteger o suficiente.

Em reação à infecção bacteriana, o sistema imunológico aumenta a inflamação, de uma forma boa e necessária para defender e reconstruir. Seu sistema imunológico permite a cura por meio dessa comunicação de sinais inflamatórios. Entretanto, o lento processo de cura e a inflamação que ele exige influenciam nossas emoções, nossos pensamentos, nossas memórias e nosso comportamento. O que a ciência está começando a entender é que esse processo de cura se aplica a acontecimentos psicológicos estressantes, como a perda. O luto leva à ativação imunológica, que requer tempo e cura, como em qualquer outra doença física.

Até recentemente, sabíamos pouco sobre como os processos imunológicos e cerebrais combinados contribuíam para o luto ou a depressão. Entretanto, novos conhecimentos abrem portas para novas intervenções. Os pesquisadores estão descobrindo que parte do efeito dos antidepressivos pode vir da redução da inflamação e que os medicamentos anti-inflamatórios podem melhorar nosso humor. Inclusive descobrimos que, quando demos aspirina a pessoas de luto agudo para ajudar na saúde do coração, elas também relataram uma tristeza ligeiramente menor em comparação àquelas que tomaram um placebo. A dor psíquica que sentimos no luto pode fazer parte do processo de cura após a amputação de nosso ente querido. Com pesquisas futuras, poderemos entender melhor como apoiar o sistema imunológico durante esse processo.

A névoa mental de hoje

A enorme ironia é que hoje estou tentando escrever este capítulo enquanto sinto uma névoa mental. Como acontece com a maioria das experiências dessa ordem, é provável que isso se deva a várias causas. Recentemente, recebi um reforço de vacina, o que geralmente resulta em uma inflamação um pouco maior e pode aumentar temporariamente meus sintomas de esclerose múltipla, incluindo a sensação de névoa. Também tenho tido ondas de calor, o que é problemático porque me impede de dormir por mais de algumas horas. Às vezes, tomar mais uma xícara de café é suficiente para superar a névoa, mas a cafeína também me deixa inquieta, e minha mente, já sobrecarregada com o pensamento normal durante a névoa mental, tende a ter pensamentos ansiosos que ficam pulando e dificultam a concentração. Além disso, em Tucson, Arizona, onde moro, estamos no momento sob um alerta de calor excessivo, com dez dias seguidos acima de 37°C, e o calor retarda a condução nervosa para as pessoas com EM. A névoa mental dificulta que eu mantenha uma linha de raciocínio, e muitas vezes tenho de parar e recomeçar, precisando constantemente me lembrar do que necessito manter em minha memória para uma tarefa de trabalho. Muitas condições diferentes também contribuem para a névoa mental no luto.

Às vezes, durante esses episódios, reconheço que simplesmente não vou conseguir fazer uma análise estatística ou escrever um parágrafo lógico e desisto por completo. Hoje, estou ditando este capítulo em vez de digitá-lo (e observe que o que escrever aqui será editado mais tarde, em um dia com melhores faculdades mentais!).

Então, tendo anos de experiência com névoa mental ocasional, o que eu faço? O mais importante é lembrar a mim mesma que esse estado mental não durará muito tempo.

Também é o caso do luto. Uma característica marcante das ondas de tristeza é que elas são exatamente isso: vêm e vão como ondas. No entanto, às vezes, começo a me preocupar com o fato de que a névoa mental de hoje significa que estou condenada a um futuro de deficiência cognitiva. Isso me preocupa com uma frequência surpreendente, já que tenho EM há um quarto de século. Quando isso acontece, passo a aceitar minhas limitações atuais como uma estratégia de enfrentamento: *Às vezes, tenho névoa mental.* Se esse fosse meu estado mental para o restante da vida, minha vida ainda seria maravilhosa. A névoa mental não me impede de observar os beija-flores na frente de minha janela, de saborear um delicioso pedaço de chocolate amargo ou de acariciar um gato que está ronronando. Mesmo com a névoa mental, ainda posso fazer caminhadas no cânion de minha montanha favorita. Tenho de ser mais consciente sem todas as minhas faculdades mentais — trouxe minha garrafa de água, identidade, barra de proteína, chaves? Tenho de usar minhas estratégias de compensação, e o hábito serve como um recurso. Já fiz essa caminhada muitas vezes antes; sei exatamente onde vou estacionar e por qual trilha vou entrar.

Trabalhar com cuidados paliativos transforma a ideia que se tem do que é um bom dia e uma boa qualidade de vida. Se eu não pudesse mais trabalhar como professora ou escritora, minha dor seria enorme, mas também sei que acabaria encontrando uma maneira de prosperar, mesmo na ausência de minha vida intelectual.

A névoa mental não vai durar

Já que posso lembrar que esses poucos dias de névoa mental não durarão muito, também tento manter minha agenda da forma mais rotineira possível. Levanto-me da cama no mesmo horário, tomo o café da manhã saudável de todos os dias, minha xícara de café e meus vários medicamentos. Tomo banho e vou para o trabalho, mesmo que, quando chegue, a primeira coisa que faça seja tirar um cochilo. O hábito realmente importa, e estou tentando lembrar a meu cérebro de que essa é a estrutura diária para a qual ele pode voltar quando estiver pronto.

Contudo, também reconheço que não é a mesma coisa que meu dia normal. O mais importante é que preciso encontrar uma maneira de reduzir minhas expectativas em relação a mim mesma e às demandas de meu mundo. Isso significa verificar em minha agenda uma ou talvez duas coisas que precisam absolutamente acontecer hoje e fazê-las primeiro ou pedir ajuda. E depois me dou permissão para não pensar muito. Reajo à minha tristeza em relação a esse cérebro que me foi confiado por toda a vida (para o bem e para o mal) tentando me confortar, como faria com um amigo querido. Você também pode reagir à sua tristeza pela morte de um ente querido dessa forma. Tento ser gentil comigo mesma, oferecendo-me coisas simples durante o dia e me permitindo desfrutar delas.

Isso contrasta bastante com meu eu mais jovem, que tentava me punir por ser preguiçosa ou por me sentir burra, lutando com tarefas mentais que não conseguia concluir ou me forçando a fazer tarefas monótonas. Minha teoria era de que, se eu fizesse essas tarefas enquanto estivesse mentalmente cansada, poderia trabalhar ainda mais, ou por mais tempo, quando minhas faculdades mentais voltassem. Explicarei mais sobre como cheguei a esse ponto dc maior aceitação, maior equanimidade, nos últimos quatro capítulos, mas basta dizer que aprendi que punir a si mesmo não ajuda no humor nem no estado mental.

Portanto, confio em checklists e no cronograma que sempre planejo com antecedência, um recurso que ofereço ao meu eu futuro, porque nunca sei quando poderei acordar em um dia como hoje e não ser capaz de pensar direito. Contudo transfiro essas tarefas para outros dias (ou até para a tarde) e aproveito o tempo para comprar flores, fazer uma caminhada ou me sentar em um lugar tranquilo e confortável. Tento perceber o que meu corpo parece querer fazer, como seguir o exemplo de uma criança pequena que está brincando. Assim como observar a subida e a descida de minha respiração quando medito, há muita sabedoria em meu corpo e na mente subconsciente, e tento permitir que eles assumam o comando e ajudem meu cérebro a se curar.

Você também pode vir a reconhecer que estar enlutado significa aceitar que não saberá em quais dias a dor o dominará. Seu luto pode vir acompanhado de névoa mental, fadiga ou tristeza insuportável, e talvez você precise criar hábitos que o apoiem durante esse período, combinados a uma gentil autocompaixão para simplesmente passar o dia.

Micróglias: Os jardineiros residentes do cérebro

Uma das causas da névoa mental são os níveis mais altos de inflamação no cérebro. Como mencionado, a micróglia é a célula imunológica residente no cérebro. Como jardineiras, elas fazem a poda e a capina regulares necessárias para o funcionamento normal, além de combater infecções e reagir a danos neuronais. A micróglia foi descrita pela primeira vez pelo neurocientista espanhol Pío del Río Hortega em 1919 e representa 10% do total de células do cérebro. Sua função inclui garantir a sobrevivência, o reparo e a remodelação dos neurônios. Quando há um dano no cérebro, como um derrame ou traumatismo craniano, a micróglia migra para a área do dano e libera marcadores inflamatórios, facilitando o influxo de células imunológicas do corpo, se necessário. Infelizmente, embora o influxo de células imunológicas seja útil, ele também pode ter efeitos negativos, causando até difíceis alterações cognitivas e emocionais.[7] Além da lesão cerebral traumática, a micróglia reage ao estresse psicológico agudo e crônico.[8] À medida que reagem ao mundo ao seu redor, essas células da micróglia mudam de forma e tamanho, como jardineiras que vestem macacões e enchem os bolsos com ferramentas extras quando chegam ao trabalho. Essa mudança na forma e no tamanho permite que os pesquisadores vejam se elas são ativadas em resposta a um evento imunológico, em contraste com seu tamanho menor quando estão quiescentes. Em estudos de neuroimagem de pessoas deprimidas (embora não necessariamente enlutadas), os cientistas podem ver que as células microgliais ativadas na mesma região sgACC do cérebro estão correlacionadas à gravidade da depressão.

Notavelmente, a neuroinflamação criada pela micróglia interage com a produção de neurotransmissores como a serotonina. Por exemplo, alguns antidepressivos reduzem a ativação das células da micróglia e, portanto, diminuem a neuroinflamação. No Capítulo 2, abordei a via molecular que permite que nosso corpo crie serotonina a partir da proteína triptofano que ingerimos. Contudo, em condições de estresse crônico, em vez de produzir serotonina a partir do triptofano, às vezes é produzido outro subproduto tóxico, chamado "ácido quinolínico". Por que o corpo produziria um subproduto tóxico? Normalmente, o ácido quinolínico é necessário para o funcionamento normal da micróglia para podar as conexões sinápticas, assim como um jardineiro poderia usar uma pequena quantidade de herbicida.

No entanto, sob estresse crônico, pode ocorrer uma poda desregulada. A poda excessiva das sinapses pode levar a uma transmissão fraca dos sinais nervosos, à diminuição da conectividade funcional do cérebro e a déficits na interação social.[9] O subproduto tóxico produzido pela micróglia é encontrado em concentrações mais altas na região cerebral sgACC das pessoas que morreram por suicídio, observadas após a autópsia.[10] Certamente, nem todas as pessoas enlutadas sofrem de depressão, mas o luto aumenta esse risco. Talvez um dia venhamos a descobrir que a micróglia é um elo na cadeia entre um acontecimento de perda estressante, ativação imunológica por meio da micróglia, aumento da neuroinflamação, alterações nos níveis de serotonina e sintomas depressivos. O luto também pode ser um momento em que a religação do cérebro e, portanto, a poda sináptica, é necessária para a adaptação às mudanças na vida. Contudo, esse processo normal pode se tornar problemático em algumas situações, e espero que os pesquisadores do luto adotem essa linha de raciocínio nos próximos anos.

O eixo intestino-cérebro

Os antidepressivos farmacológicos não são os únicos compostos que têm impacto sobre os sintomas depressivos. Alguns compostos naturais derivados de plantas afetam o comportamento depressivo (pelo menos em animais).[11] Entre eles estão os flavonoides (encontrados em vegetais) e os terpenoides (encontrados em frutas e vegetais). Considero o papel dos alimentos no humor particularmente interessante, dadas as mudanças no apetite e no peso tão frequentemente observadas durante o luto (descritas com mais detalhes no Capítulo 8). Desde a década de 2010, os pesquisadores têm investigado o microbioma do corpo. De acordo com a definição do National Institute of Environmental Health Sciences [Instituto Nacional de Ciências da Saúde Ambiental], nosso microbioma é:

> o conjunto de todos os micróbios, como bactérias, fungos, vírus e seus genes, que vivem naturalmente em nosso corpo e dentro de nós. Embora os micróbios sejam tão pequenos que exijam um microscópio para serem vistos, contribuem de forma significativa para a

> saúde e o bem-estar do ser humano. Eles nos protegem contra patógenos, ajudam nosso sistema imunológico a se desenvolver e nos permitem digerir os alimentos para produzir energia.[12]

Além de meu interesse em como a inflamação na boca afeta o cérebro, outros pesquisadores têm se interessado em como a inflamação no intestino afeta o cérebro. As vias neurais do intestino para o cérebro fazem muito sentido, porque esse órgão é um dos locais em que estamos mais expostos ao mundo externo, por meio dos alimentos que consumimos. Nosso sistema imunológico precisa de uma vigilância cuidadosa do que é ingerido para distinguir o que é nutritivo e o que é perigoso para nós. Como o cérebro coordena essas respostas imunológicas, as informações transmitidas do intestino para o cérebro e vice-versa são vitais para o funcionamento saudável. O eixo intestino-cérebro geralmente funciona por meio do microbioma. O estresse é um dos fatores que podem causar um distúrbio no equilíbrio da microbiota intestinal. Isso estimula a transmissão de informações sobre a inflamação local do intestino para o cérebro e pode levar à ativação da micróglia.[13] Quando há um desequilíbrio entre as bactérias benéficas e as prejudiciais no intestino, isso altera a permeabilidade da barreira intestinal, criando literalmente o que se chama de *intestino permeável*. Isso permite que as bactérias e seus subprodutos ativem o sistema imunológico, levando à inflamação e, potencialmente, à neuroinflamação.[14] A microbiota do intestino muda em reação a situações externas, como dieta, uso de antibióticos, infecções e acontecimentos estressantes da vida, como o luto. Assim, o intestino influencia a função cerebral, em especial as áreas cerebrais envolvidas na memória, no aprendizado, nas emoções e na regulação do humor, levando a sentimentos de depressão, ansiedade ou névoa mental.

A gravidade de estar em desequilíbrio

A névoa mental não afeta apenas a forma como pensamos. Quando nosso cérebro não está funcionando bem, ele afeta todos os pensamentos, sentimentos e comportamentos. Isso inclui reações inconscientes e funções básicas, como o equilíbrio. Por exemplo, quando a tia materna de Lauren DePino morreu, ela diz que foi difícil explicar o enorme impacto que isso teve sobre ela e toda sua família.[15] Sua tia era a matriarca da grande família italiana. Organizava as festas de fim de ano, ligava para dar notícias e era a cola que mantinha todos unidos. No entanto, foi um ano depois, perto do aniversário de sua morte, que Lauren caiu na escada de seu pátio. A mão ensanguentada, os joelhos machucados e a caneca quebrada que ela estava segurando a levaram a se perguntar por que havia caído e a refletir sobre sua dor contínua, seu estado atordoado. Quando ela contou o ocorrido à mãe e às irmãs, descobriu que elas também haviam caído naquela semana. Tanto nosso estado mental confuso quanto nossa exaustão durante o luto são normais, mas também podem ser perigosos. Após a perda, nosso equilíbrio é afetado tanto figurativa quanto literalmente.

Lauren é escritora e cantora, especificamente uma cantora fúnebre. Tendo aprendido a se desligar de seus sentimentos quando se apresentava em funerais, ela percebeu que estava fazendo o mesmo com o próprio luto pela tia amada. Diz que estava vivendo em um estado atordoado. Para mim, foi notável a determinação de Lauren em transformar esse acidente em seu mundo real em uma oportunidade de cura. Houve uma viagem para a casa de sua família na Itália logo após a queda, e sua determinação em permanecer no momento presente, em aprender a abandonar seu estado de distanciamento, foi facilitada pelas escadas íngremes esculpidas na rocha de Amalfi, a cidade medieval na costa italiana que era a origem de sua família.

Lauren descreve como, ao subir essas escadas minúsculas, sinuosas e imprevisíveis, ela não poderia ter imaginado a grande concentração que seria necessária para evitar cair no mar. Deu-se conta de que precisava aplicar a mesma intencionalidade ao seu movimento para a frente em seu luto. Ela escreve: "O luto pode se infiltrar em nossa vida por meses — até anos — após a morte de um ente querido. Pode cercar nossas experiências mais alegres até que não as vejamos mais como alegres. Só poderemos viver novamente quando dermos à dor a atenção que ela procura".

Lauren ressalta que, ao nos desconectarmos de nosso corpo, de nossos sentimentos e do mundo ao nosso redor, fica difícil nos mantermos eretos enquanto lançamos um pé à frente do outro. Independentemente de nossa dificuldade de concentração ser causada por processos neuroimunes no cérebro ou por um hábito de enfrentamento evitativo, podemos trabalhar para nos dar mais tempo para processar o mundo ao nosso redor (e agradecer quando não pudermos) e praticar a consciência do momento presente.

Lauren não está sozinha no impacto que o luto teve sobre ela. Uma estatística em particular sempre se destacou para mim no grande estudo epidemiológico finlandês de Pekka Martikainen e Tapani Valkonen que descrevi na introdução. Nesse estudo, relatou-se o aumento do risco de mortalidade para viúvos e viúvas, discriminado pela causa da morte. Os acidentes fatais com veículos motorizados foram de 30% a 40% mais altos para viúvas e viúvos do que para o grupo de comparação casado.[16] Além disso, "outros acidentes fatais" foram mais de duas vezes mais prováveis para viúvas ou viúvos do que para pessoas casadas. Na análise do estudo, essa categoria é diferente das mortes por suicídio durante o luto. Há muito tempo me pergunto se nossa incapacidade de nos concentrarmos, de prestarmos atenção, de estarmos atentos ao nosso entorno durante o luto leva a esse aumento, mas nenhuma pesquisa até o momento examinou essa possível ligação entre o estado cognitivo dos enlutados e a incidência de acidentes.

Você é o especialista em você

A ciência ocidental é uma ferramenta muito poderosa, um método para isolar um problema específico e, mantendo todas as outras coisas constantes, oferecer uma resposta confiável. No entanto, "manter todas as outras coisas constantes" muitas vezes está em desacordo com a realidade mais ampla. Tudo sobre o que temos dúvidas — nosso corpo, nossas emoções, nossos relacionamentos, nossa saúde e muito mais — tem respostas que vêm de um contexto maior. Portanto, a resposta científica funciona na área delimitada pelos estudos empíricos, mas pode não fazer sentido no sistema dinâmico mais amplo no qual está inserida.

Por exemplo, nos estudos sobre o fenômeno do coração partido focados na pressão arterial e na adrenalina em geral não se considera também as maneiras pelas quais a percepção da pessoa sobre as demandas e os recursos resulta na experiência do estresse do luto. Ou então, os estudos em que se considera a quantidade de inflamação criada durante o luto prolongado não incluíram medidas para verificar se a inflamação também é a causa do isolamento social, exacerbando os sentimentos de luto e contribuindo recursivamente para a piora da saúde. Muito do que contei sobre a história da ciência do luto neste livro — desde os primeiros estudos imunológicos na década de 1970, passando pela teoria do apego na década de 1980, pela psiconeuroimunologia na década de 1990 e por minha compreensão da neurociência cognitiva do luto desde a virada do século XXI — foi uma tentativa de situar nosso corpo, nossas emoções, nossos relacionamentos e nossa saúde em um contexto mais amplo. Nossa era histórica da ciência do luto é uma resposta às ideias anteriores da psicanálise e do behaviorismo, que se concentravam no reducionismo dos sistemas do corpo, que era tratado como separável da mente. Na pesquisa sobre o luto em nossa era histórica, demonstrou-se evidências dos mecanismos que ligam alguém ao seu ente querido (por meio de poderosos neuroquímicos que motivam sentimentos e comportamentos), ligam as emoções do luto ao corpo (por meio de pensamentos ruminativos, evitação e consciência) e ligam o intestino ao cérebro (por meio das vias imunológicas, endócrinas e nervosas periféricas, um assunto que terá continuidade no próximo capítulo).

Cada uma das respostas que a ciência nos dá fornece dados apenas para as perguntas feitas naquele estudo específico. A ciência pode nos dizer, por meio de estudos clínicos randomizados, se uma intervenção psicológica altera a gravidade do luto do grupo enlutado. A ciência também pode nos dizer se a administração de medicamentos anti-inflamatórios afeta a gravidade do luto de um grupo. Entretanto, a ciência não pode necessariamente nos dizer do que uma pessoa de luto precisa individualmente. Como alcançar a saúde, como se curar, é uma questão mais ampla para a sociedade e única para cada um de nós. De muitas maneiras, cada pessoa precisa descobrir como se curar, embora com o benefício desses estudos científicos de luto em nível de grupo. Em contrapartida, eu e um número cada vez maior de pessoas acreditamos que abordar o luto como uma questão de saúde pública seria uma nova lente produtiva que poderia evitar o luto prolongado para muitos.[17]

A maioria de nós sofre quando alguém importante em nossa vida morre. Isso é natural e, para quase todos nós, as ondas de luto diminuem em intensidade e frequência no primeiro ano. Por volta de um ano, os médicos podem começar a perceber que há um grupo muito pequeno (menos de 10%) que não apresenta nenhuma mudança ao longo do tempo, e chamamos isso de "transtorno do luto prolongado". Nele, depois de um ano, o luto parece o mesmo das primeiras semanas ou até pior. Ninguém deixa de sentir tristeza depois de um ano, mas, nesse ponto, os médicos conseguem constatar em que trajetória de luto as pessoas estão. No caso daqueles que não estão demonstrando nenhuma mudança em suas ondas de luto, é previsto pelas pesquisas que provavelmente também não demonstrarão mudanças no futuro. Já aqueles que estão demonstrando aceitação e adaptação crescentes ao luto, mesmo que sua vida não seja restaurada da maneira que gostariam que fosse, provavelmente continuarão em uma trajetória de mudança.

Para quem sofre com o luto, as intervenções primárias podem ser realizadas com educação em larga escala e em nível social. Intervenções secundárias, como grupos de apoio ao luto ou aplicativos móveis de saúde, são para indivíduos enlutados que, por meio de triagem ou avaliação, podem ser considerados mais vulneráveis aos riscos do luto (por exemplo, altos níveis de angústia, baixo apoio social ou isolamento, períodos sensíveis ao desenvolvimento). A intervenção terciária pode se concentrar em recursos preciosos para terapia individual para aqueles que sofrem de luto prolongado.[18]

Acredito que o fato de termos identificado uma região no cérebro onde o vínculo amoroso entre duas pessoas é codificado e de termos levantado a hipótese de que a oxitocina e a ligação de opioides diminuem durante o luto não significa necessariamente que devemos intervir tentando mudar o cérebro de maneira direta, como acontece com os medicamentos; pelo contrário, isso aponta para a incrível importância do vínculo de apego, notável devido à quantidade de recursos que o cérebro dedica à manutenção desse vínculo, conservado até entre as espécies. O cérebro evoluiu para protestar contra a ausência da pessoa amada caso ela possa ser recuperada, para se desesperar com sua ausência e com o que isso significa para nossa vida, e também para se adaptar, transformando a relação interna com a pessoa amada e restaurando uma vida em que o amor e a comunidade sejam possíveis de novo. Talvez o melhor caminho seja apoiar esse processo natural, descobrindo e reconhecendo as maneiras pelas quais ele pode dar errado, mas intervindo para apoiar os relacionamentos, os padrões de pensamento e os comportamentos que melhoram a experiência da pessoa enlutada. Em muitos sentidos, acredito que a ciência pode chegar à mesma conclusão que as comunidades indígenas sempre souberam por meio de um sistema de conhecimento totalmente diferente: que as pessoas, a comunidade, são o remédio.[19] Se quisermos aumentar a oxitocina ou os opioides, por que não apoiar os sentimentos de importância e pertencimento da pessoa enlutada, suas oportunidades de toque físico, que comprovadamente levam à produção de oxitocina e opioides pelo próprio corpo?[20]

No entanto, observe que eu escrevi "acredito". Minha sabedoria sobre como abordar o luto pode ser diferente da sua. Os dados da ciência laboratorial ou mesmo da ciência de intervenção nos dizem muito pouco sobre você, especificamente. A ciência oferece mais informações do que se poderia ter sem esses estudos — informações sobre como o luto funciona na maioria das pessoas, em média, e sobre os processos inconscientes (incluindo crenças implícitas, hábitos e correlatos fisiológicos). Isso pode significar que o luto funciona de forma diferente de como você achava que funcionava antes de conhecer os resultados dos estudos. No entanto, embora eu possa ser especialista em luto, você é especialista em você. Cientistas, psicólogos, médicos, professores de ioga e clérigos são apenas consultores, e você deve ouvir seu corpo e sua mente — e talvez seus relacionamentos com os amigos, a família, a vizinhança e a comunidade — para determinar o que funciona para você.

6
O sistema nervoso simpático

Quando minha mãe recebeu o diagnóstico de câncer em estágio IV, fez uma mastectomia e começou um ano de quimioterapia semanal, seus amigos vinham a nossa casa com mais frequência do que eu me lembrava de terem ido antes. Eu estava no primeiro ano do ensino médio e nunca me ocorrera que minha mãe tinha amigos que não os pais de meus amigos. Mas seus amigos íntimos apareciam para apoiá-la de muitas maneiras tangíveis. Uma de suas grandes amigas havia sido esquiadora olímpica e enfrentara o próprio câncer de mama no ano anterior. Seguindo o conselho de seu ex-treinador de esqui, ela foi para a Universidade da Califórnia, em Berkeley, para receber tratamento médico de ponta. Essa amiga de minha mãe trouxe o livro *The Relaxation Response* [A resposta de relaxamento], de Herbert Benson, que estava sendo usado em centros médicos acadêmicos para tratar pressão alta e dor crônica, e, em centros de câncer, para combater o estresse do tratamento.

Minha mãe estava disposta a experimentar qualquer coisa que pudesse aumentar suas chances de vencer o câncer metastático (inclusive abandonar a carne vermelha e o chá preto — não é pouco para uma britânica!). Eu de fato acredito que essas mudanças que ela fez, desenvolvendo novos hábitos diários motivados pelo desejo de viver para suas duas filhas adolescentes, prolongaram sua vida; sou eternamente grata a ela por sua façanha sobre-humana. Uma vez por dia, durante vinte minutos, minha mãe se deitava na poltrona reclinável de nossa sala de estar, de olhos fechados, ouvindo uma fita de meditação guiada. A consciência do entrelaçamento da mente e do corpo estava apenas começando a se estabelecer em nossa psique nacional na década de 1980, mas sua experiência influenciou meu pensamento nas décadas seguintes.

Depois de testemunhar os efeitos impressionantes, quando fiz um estágio de psicologia na UCLA/Revlon Breast Clinic em 2003 e me deparei com um CD de meditação guiada de Belleruth Naparstek, comecei a ouvi-lo todos os dias. Desenvolvi a capacidade de ajustar meu estado de consciência ao ouvi-lo, treinando minha percepção em suas palavras, aprendendo a manter minha concentração ali em vez de na miríade de outros pensamentos que minha mente poderia gerar. Fiquei condicionada a relaxar sempre que ouvia a voz dela, e isso ainda me acalma até hoje.

Uma ligação entre a mente e o corpo

A meditação guiada que minha mãe praticava e o relaxamento resultante provavelmente reduziram seus níveis de noradrenalina. Devem também ter contribuído para que o câncer não voltasse a aparecer por mais uma década, embora a cirurgia e a quimioterapia sem dúvida tenham tido um impacto maior do que apenas a prática de relaxamento. O mecanismo de como o relaxamento poderia ajudar fisicamente não era compreendido naquela época, mas a partir de estudos recentes mostra-se que altos níveis de noradrenalina podem promover o crescimento e a disseminação do câncer existente.[1] Os nervos simpáticos percorrem o nosso corpo e entram em todos os órgãos, de forma semelhante ao nervo vago. Eles liberam noradrenalina nos tecidos de órgãos como a mama ou o fígado. (A noradrenalina também é chamada de "norepinefrina", e talvez você esteja mais familiarizado com sua prima próxima, a adrenalina.) A experiência estressante do luto aumenta a noradrenalina em muitas pessoas, e as pesquisas mostram que as taxas de metástase de câncer são mais altas em enlutados em comparação a indivíduos semelhantes não enlutados. Há muitos outros fatores em jogo, é lógico, e estou triangulando dados que não foram todos coletados no mesmo estudo (o que seria uma evidência mais convincente), mas o sistema nervoso simpático pode ser um elo entre o estresse do luto e a recorrência do câncer.

Os pesquisadores que descobriram um caminho evidente que liga alguns tipos de estresse ao crescimento do câncer são cientistas dedicados e cuidadosos que trabalham no campo da psiconeuroimunologia. A partir do trabalho conjunto desses pioneiros, surgiu uma nova teoria que explica como o estresse pode afetar nossa função física, e ela também pode ser aplicada ao estresse do luto. A teoria da psiconeuroimunologia que descrevo neste capítulo é chamada de "resposta transcricional conservada à adversidade" (CTRA, na sigla em inglês), desenvolvida por Steven Cole na UCLA na década de 2010. Essa teoria postula que um acontecimento estressante altera nosso sistema imunológico, que responde a um estressor em nosso ambiente tentando prever o melhor caminho para nos proteger. A CTRA acrescenta novas informações à nossa compreensão da resposta entrelaçada da mente e do corpo ao luto, em vez de suplantar as teorias anteriores que temos discutido. Ela acrescenta à teoria do apego, que se concentrou na regulação de nossa fisiologia após a *perda* da parte de "nós" incorporada em nosso ente querido, e à teoria do estresse cognitivo, que se concentrou no luto como uma demanda *adicional* para nosso sistema lidar, resultando em nossas demandas superando nossos recursos. A teoria CTRA sugere que nosso sistema imunológico pode ser alterado pela perda de um ente querido e funcionar de forma diferente ao lidarmos com esses aspectos estressantes do luto.

Nosso sistema imunológico está sempre tentando nos proteger. Uma maneira de fazer isso é tentar prever quais desafios imunológicos poderemos enfrentar em um determinado momento. Nosso sistema imunológico então se modifica com base nessa previsão, priorizando os aspectos de nossa imunidade que nos ajudarão a lidar com os desafios previstos. Por exemplo, às vezes é mais provável que tenhamos de lidar com infecções bacterianas e, em outras ocasiões, que encontremos vírus. Talvez você se surpreenda ao saber que nosso sistema imunológico usa proteínas e receptores imunológicos diferentes para lidar com bactérias, e não com vírus. Assim, nosso corpo usa evidências de maior adversidade (como o estresse do luto), sinalizadas por aumentos na produção de noradrenalina do corpo (e nosso comportamento de luta ou fuga), para fazer uma mudança no equilíbrio das prioridades do sistema imunológico. Em termos mais simples, nosso sistema imunológico está constantemente equilibrando a produção de diferentes componentes para atender às necessidades de nosso corpo.

Essa mudança no equilíbrio entre as reações antibacterianas e antivirais inclui a alteração de quais proteínas nossos genes produzem e quais tipos de célula imunológica são produzidos preferencialmente. Pense por um momento como se você fosse o sistema imunológico. Milhares de anos atrás, os acontecimentos estressantes talvez envolvessem ser atacado por um animal ou outra pessoa e, muitas vezes, eram seguidos de danos aos tecidos de nosso corpo. Nosso sistema imunológico parece ter evoluído para prever que, quando nosso estresse é alto, ele deve se voltar à proteção contra bactérias e outros micróbios que entram pelo tecido ferido. Isso significa mudar a produção de células e proteínas imunológicas para maior inflamação antibacteriana, conforme descrevi no Capítulo 2, após um corte na pele.

Isso deve ter sido uma previsão eficaz, pois a evolução parece ter conservado essa mudança para o vigor antibacteriano quando estamos sob circunstâncias estressantes. No entanto, quando enfrentamos fatores estressantes em nosso ambiente do século XXI, como desemprego, discriminação ou ansiedade, uma reação imune pró-inflamatória não ajuda. As alterações inflamatórias crônicas na expressão gênica não nos protegem contra ferimentos ou infecções bacterianas, mas a inflamação estimula doenças crônicas, como problemas cardiovasculares ou diabetes. Essa mudança em nossa função imunológica também nos deixa mais vulneráveis a vírus, porque os recursos se afastam das funções antivirais de nosso sistema imunológico.[2] Vou explicar como em minha pesquisa, em colaboração com Cole e outros, demonstrou-se que indivíduos com luto mais grave apresentaram essa mudança CTRA.

Resposta transcricional conservada à adversidade

Meu colega Harald Gündel e eu orientamos estudantes de medicina interessados em pesquisas sobre o luto. Esses alunos da universidade na qual Gündel leciona, na Alemanha, complementam sua formação médica vindo aos Estados Unidos para realizar pesquisas comigo. Sebastian Karl, o pioneiro do estudo sobre aspirina descrito no Capítulo 1, foi um desses coorientados, mas o primeiro estudante que orientamos foi Christian Schultze-Florey. Ele queria investigar se o estresse do luto levava a uma mudança na expressão de genes inflamatórios crônicos, ou genômica. Como eu já havia aprendido psicofisiologia, neuroimagem e imunologia, a última coisa que queria era aprender outro sistema, como a genômica. Contudo, meu desejo de ser uma boa mentora inevitavelmente venceu e, assim, encontrei ótimos colegas na UCLA que poderiam nos ajudar a embarcar no estudo genômico proposto por Schultze-Florey.

Se quisermos analisar os materiais genômicos das células, as mais fáceis de obter são as de uma simples coleta de sangue. Nosso sangue está repleto de glóbulos brancos (ou células imunológicas), e, como todas as células de nosso corpo, elas contêm nosso projeto genético (DNA) e o RNA que está sendo transcrito do subconjunto de genes atualmente "ativos". O DNA pode ser familiar, e é provável que você consiga imaginá-lo como uma hélice de fita dupla, uma escada que serpenteia de um lado para outro. Contudo o RNA é uma fita simples. Ele se apresenta nessa forma de fita sem torção para que um segmento específico de nosso DNA possa ser copiado (ou transcrito) para posterior tradução em uma proteína por nossa célula. Ao ler a receita codificada na fita de RNA, nossa célula sabe qual proteína produzir.[3] Nem todas as receitas que podem ser feitas estão sendo feitas o tempo todo, pois nosso corpo precisa de proteínas diferentes em momentos diferentes. Muitas receitas dos livros de culinária em minha estante nunca são usadas, embora eu as possua. Ao coletar sangue e testar o RNA encontrado nessa amostra de sangue, os pesquisadores conseguem constatar em tempo real quais genes estão sendo transcritos e traduzidos em proteínas. Esse processo de passar de DNA para RNA e depois para uma proteína é chamado de "expressão gênica".

Em 2007, Steven Cole começou a publicar estudos em que analisava o RNA encontrado em amostras de sangue de vários grupos que estavam passando por estresse, sobretudo de longo prazo, como pobreza, cuidar de alguém e solidão crônica.[4] Ele notou um padrão recorrente nos dados de RNA: esses grupos de pessoas estressadas expressavam mais genes relacionados à inflamação e menos genes relacionados a antivirais. Foi uma grande descoberta: o reconhecimento de que os genes que estavam sendo expressos podiam variar em função das condições ambientais estressantes.

A expressão genética explicou como o estresse pode entrar em nossa pele e como os acontecimentos de nossa vida podem mudar o corpo humano e seu funcionamento. Embora a ciência tenha documentado mais doenças em pessoas que estavam passando por estresse (como após a morte de um ente querido), havia poucas teorias para explicar quais mecanismos fisiológicos poderiam explicar essa relação entre estresse e doença. Um aumento na expressão de genes relacionados à inflamação já havia sido observado em animais submetidos a estressores sociais, como ratos que perdiam lutas por dominância. No entanto, Cole considerou se havia um quadro mais amplo, usando a análise bioinformática para examinar os grandes dados produzidos pela genômica. Ele agrupou os resultados de RNA que estava encontrando nos genes mais produzidos em pessoas cronicamente estressadas, de acordo com seus *fatores de transcrição*.[5]

Dentro de uma célula, os fatores de transcrição determinam quais genes são transcritos com base em sinais do corpo fora da célula, como hormônios e neurotransmissores — por exemplo, a noradrenalina. Como já afirmado, os genes que estão sendo transcritos em proteínas mudam o tempo todo com base no que é necessário para nosso sistema imunológico. Por meio desses fatores de transcrição, o ambiente social externo a nós e nossa resposta de noradrenalina ou cortisol a ele podem influenciar a expressão gênica do corpo. Um ambiente estressante é capaz de mudar as proteínas que estão sendo produzidas para maior inflamação.

Cole descobriu que o grupo de fatores de transcrição que instruía os genes a se expressarem mais em pessoas cronicamente estressadas — chamado de "regulação positiva" — apontava para o sistema nervoso simpático e fatores inflamatórios. Em contrapartida, o grupo de fatores de transcrição ligado à menor expressão de genes em pessoas estressadas — infrarregulação — incluía fatores antivirais (interferon). Essa observação levou Cole a considerar se o sistema imunológico estava se preparando. Ele parecia estar aumentando as proteínas que seriam necessárias para uma reação antibacteriana para proteger o corpo durante esse período de alto estresse, quando o estresse significava que o tecido de nossa pele estava sendo ferido em uma luta, mesmo à custa de uma resposta antiviral. Observando esse padrão de alterações em larga escala em pessoas submetidas a estresse crônico, talvez agora você consiga entender por que Cole chamou a teoria de resposta transcricional conservada (evolutivamente) à adversidade (CTRA).

Não é a perda, é a reação de luto

Christian Schultze-Florey e eu procuramos Steven Cole para saber se ele achava que a CTRA também poderia explicar alguns dos efeitos do luto sobre a saúde. Com o apoio de dois outros colegas da UCLA, Michael Irwin e Otoniel Martinez-Maza, começamos a coletar amostras de sangue dos participantes de meus estudos sobre viuvez. Ao isolar o material genético das células imunológicas no sangue, Schultze-Florey conseguiu identificar qual RNA estava sendo transcrito. É importante ressaltar que ele conseguiu comparar viúvos e viúvas a adultos mais velhos semelhantes que não estavam de luto. Minha percepção era de que a maioria das pessoas enlutadas é bastante resistente. Por mais difícil que seja a morte de um ente querido, a maioria de nós experimenta o protesto e o desespero do luto, mas, ainda assim, encontra uma maneira de restaurar uma vida significativa. Só que um pequeno grupo de pessoas enlutadas experimenta o luto prolongado, a trajetória persistente e perturbadora do luto mesmo anos depois da perda. Por esse motivo, eu queria separar as viúvas e os viúvos entre aqueles que estavam sofrendo luto prolongado e aqueles que estavam sofrendo luto típico, e comparar cada grupo separadamente ao grupo sem luto. Com base em meu trabalho anterior, sabia que as pessoas com luto prolongado têm cortisol mais alto do que as pessoas enlutadas mais resilientes, e esse foi outro motivo para comparar o grupo de luto prolongado a de não enlutados separadamente da comparação entre aqueles com luto típico e os não enlutados.

Esse agrupamento em três categorias se provou uma lente elucidativa por meio da qual Schultze-Florey, Cole e eu vimos os dados. As viúvas e os viúvos com luto prolongado mostraram o padrão CTRA que havíamos imaginado — apresentaram infrarregulação de genes relacionados a antivirais. Notavelmente, o grupo de luto típico resiliente chegou a ter uma reação genômica antiviral mais forte.[6] Esses dados me convenceram de que aqueles que reagiram à perda com transtorno de luto prolongado de fato estavam tendo uma experiência diferente daqueles que não desenvolveram luto prolongado — não apenas psicologicamente, mas também no fundo de suas células.

Esse foi um pequeno estudo inicial e precisa ser replicado em amostras maiores e mais diversificadas, mas me sinto confiante com os resultados porque eles correspondem ao padrão de alterações imunológicas encontradas em muitos tipos de estresse crônico, e não apenas no luto. É importante ressaltar que essa redução no braço antiviral do sistema imunológico pode ser responsável pelo aumento das taxas de mortalidade por gripe e pneumonia que observamos em cônjuges enlutados.[7] Pode até ser responsável pela incapacidade de se imunizar totalmente contra a gripe, mesmo depois de receber a vacina, o que observamos nos dados de viúvas e viúvos mais velhos.[8] Esses dados também oferecem uma oportunidade — a possibilidade de que as intervenções voltadas à reação ao estresse de pessoas enlutadas possam afetar não apenas sua saúde mental como também seu estado físico. No entanto, para ser objetiva, ainda é necessário realizar estudos que examinem se as intervenções de controle do estresse alteram a ligação entre o luto e os resultados médicos. Mais adiante neste capítulo, descreverei um estudo de intervenção de relaxamento de meu laboratório que se mostrou útil para viúvas, mas um estudo definitivo precisaria mostrar todos os elos da cadeia. Na mesma pessoa enlutada, será que constatamos uma diminuição dos níveis de tristeza e estresse, uma redução da noradrenalina, uma maior expressão de genes relacionados a antivirais e menos infecções e pneumonia? O financiamento necessário para um estudo tão longo e detalhado seria enorme, e, por enquanto, os cientistas inferem essa cadeia de acontecimentos a partir de estudos separados que mostram dados em seções isoladas da cadeia de acontecimentos proposta.

O estresse de estar com alguém que está morrendo

Quando eu estava na faculdade, na Universidade Northwestern, trabalhei como voluntária no Evanston Hospital como "ajudante hospitalar". O hospital criou esse termo inspirado nos voluntários de uniformes listrados de vermelho e branco durante a Segunda Guerra Mundial. O programa ensina aos jovens como entrar em um ambiente hospitalar, como usar precauções e regulamentos médicos, mas também como entrar no quarto de um paciente e iniciar uma conversa. Quando me mudei para Tucson para fazer pós-graduação, fiz um treinamento voluntário em cuidados paliativos na clínica Carondelet St. Mary's, aprendendo a arrumar uma cama sem tirar o paciente dela e a usar "picolés" de espuma com água para umedecer os lábios dos pacientes. Mais importante ainda, uma das enfermeiras mais velhas dos cuidados paliativos me ensinou a simplesmente me sentar e ouvir os pacientes e familiares. Talvez, de alguma forma, eu estivesse tentando descobrir como poderia ter apoiado melhor minha mãe durante sua longa doença terminal.

Como muitos voluntários de cuidados paliativos reconhecerão, embora eu pudesse oferecer apoio calmo e generoso a pacientes moribundos e suas famílias, não havia reagido de forma eficaz ao medo de morrer de minha mãe, sua depressão e ansiedade, suas expectativas de que eu a acalmasse e confortasse. Quando fui contratada em 2012 pela Universidade do Arizona e me mudei da UCLA para lá, Al Kaszniak (meu ex-orientador de dissertação) sugeriu que eu participasse do Being with Dying [Estar com quem morre]. Trata-se de um programa de retiro para profissionais de cuidados paliativos oferecido pelo Upaya Zen Center, um centro de treinamento e prática zen-budista em Santa Fé, Novo México. O trabalho com cuidados paliativos era importante para mim, mas também emocionalmente exaustivo. Em minhas conversas com Al, percebi que ele gerenciava suas emoções em reação a situações de grande pressão de forma diferente da minha, mas eu não entendia como ele conseguia fazer isso. Minha esperança era de que houvesse habilidades que eu pudesse aprender com o budismo, em uma comunidade de outros médicos de cuidados paliativos, para não me sentir sobrecarregada com o processo da morte.

Com tudo que já contei aqui sobre minha personalidade quando jovem, você não se surpreenderá com o fato de eu ter ficado aterrorizada com um aspecto específico do programa: os dois primeiros dias do retiro de cinco dias foram em completo silêncio. Ouvíamos as palestras dos professores do programa e nos reuníamos com um pequeno grupo de outros participantes para discutir brevemente, mas, fora isso, não conversávamos uns com os outros. Nem durante as refeições, nem à noite, ao escovarmos os dentes no dormitório, nem quando nos encontrávamos na sala de meditação zen, quando nos atrapalhávamos com as práticas budistas que estávamos tentando entender. O silêncio foi mais uma vez uma revelação — dificílimo para mim e uma janela para uma maneira totalmente diferente de estar no mundo. O profundo impacto do programa ressoaria em mim nos anos seguintes. Embora eu tenha me sentido incrivelmente ansiosa e nervosa durante todo o retiro (e também empolgada com o que estava aprendendo e com as pessoas que conheci), agora reconheço que foi apenas uma janela para a possibilidade. Foi o desenvolvimento do hábito de ficar em meditação que mudaria minha vida, mas esse desenvolvimento só aconteceria alguns anos mais tarde.

As percepções mais ressonantes para mim do Being with Dying foram os ensinamentos de Roshi Joan Halifax sobre compaixão e como desenvolver a resiliência para sustentar a dedicação ao trabalho em circunstâncias difíceis. Roshi Joan é pioneira na área de cuidados no fim da vida, tendo trabalhado com pacientes moribundos com câncer durante toda a sua carreira, recebendo vários prêmios e honrarias de universidades e instituições de saúde em todo o mundo. Sua perspectiva, destilada ao longo de anos de ensino, distinguiu duas motivações diferentes para o cuidado, por parte tanto dos profissionais quanto dos cuidadores familiares.

Normalmente, pensamos que os cuidadores são motivados pela preocupação empática, uma emoção focada no outro que ocorre ao testemunhar o sofrimento de alguém.

A preocupação empática geralmente envolve sentimentos como empatia, compaixão e ternura. Contudo, Roshi Joan ressaltou que há outra motivação do cuidador discutida com menos frequência: a motivação de aliviar a própria angústia pessoal. Ela também leva o cuidador a atender ao sofrimento do outro, mas é movida pelo desejo de aliviar os próprios sentimentos desconfortáveis ao observar o sofrimento alheio. Queremos que a pessoa se sinta melhor para que nós possamos nos sentir melhor. Se a agitação do cuidador em reação ao testemunho do sofrimento da outra pessoa não for regulada, essa agitação levará à angústia pessoal. Sem aprender a regular a angústia pessoal, a agitação do cuidador permanece alta. Com o tempo, pode ocorrer o esgotamento do cuidador, mas ele pode aprender habilidades de regulação emocional para reduzir essa agitação. Podemos aprender a nos concentrar na agitação de nosso corpo e nos lembrar de fazer isso durante o dia de trabalho. O foco na verdadeira compaixão também pode fazer parte dessa regulação emocional, e as práticas de meditação têm a capacidade de nos ajudar a desenvolver habilidades para voltar repetidas vezes à compaixão como um ponto de vista.

Roshi Joan descreveu algo que reconheci muito bem: um acontecimento que põe o cuidador em contato com a angústia de outra pessoa. Pensei nas muitas vezes que entrei no quarto de minha mãe em sua casa de repouso como esse tipo de acontecimento. Todo tipo de emoção era desencadeado: ternura, tristeza, culpa, remorso, frustração, empatia. Sem ter consciência, eu ficava cada vez mais agitada. Esse excesso de preocupação é a bifurcação na estrada da qual podemos nos conscientizar com a prática. Uma bifurcação nos leva ao caminho das reações autocentradas. Pense nas reações de lutar, fugir ou congelar para as quais estamos inatamente programados e que, durante o cuidado, podem se parecer com evitação, abandono, entorpecimento ou até indignação moral, dependendo da situação. Sentada na beira da cama de minha mãe, senti todas essas reações. Compreensivelmente, eu queria sair da situação, do quarto, e não conseguia ficar parada. No entanto, essas reações ao meu estado interno só aumentavam minha agitação ou, no mínimo, não faziam nada para ajudar minha mãe, apesar de meus sentimentos de compaixão por ela, assustada e magra, de camisola.

A outra bifurcação nos leva ao caminho da regulação das emoções. Roshi Joan criou o modelo GRACE, um acrônimo em inglês para lembrar aos cuidadores de como eles podem reagir de forma diferente quando reconhecem um acontecimento-gatilho ou uma agitação interna excessiva. Esse modelo é descrito com muita beleza em seu livro *À beira do abismo: Encontrando liberdade onde o medo e a coragem se cruzam*. Depois de concentrar (*gather*) sua consciência, você pode se recordar (*recall*) de sua intenção de compaixão, a fonte de sua motivação para o que fará em seguida. Ao se sintonizar (*attune*) com sua experiência interna, com a experiência da pessoa por quem sente compaixão e com a diferença entre esses dois estados, você pode considerar (*consider*) o que será melhor para a situação. Descobrir o que será melhor em geral inclui ter uma perspectiva diferente da situação, uma mais ampla do que sua experiência ou a experiência do outro — uma perspectiva mais ampla de uma terceira pessoa olhando para a situação.

Fazer uma pausa, refletir em um mero momento de silêncio, pode levar a uma decisão sobre o que é melhor para ambas as pessoas e para o relacionamento.

Muitas vezes, com minha mãe, eu acreditava que ou eu conseguiria o que precisava na situação, ou minha mãe conseguiria o que ela precisava, mas nunca considerei o que "nós" precisávamos, o que nosso relacionamento precisava, o que poderia ser feito para beneficiar a nós duas em geral. Minha exploração da teoria do apego e da interdependência budista me fez perceber que ela e eu formávamos um sistema; éramos uma e duas ao mesmo tempo. O que ela sentia me afetava, e o que eu sentia a afetava. Minha capacidade de me acalmar influenciava a ansiedade e a agitação dela, nas ocasiões em que eu conseguia fazer isso. E esse é o E do GRACE: envolver-se (*engage*) de forma compassiva e ética, em sintonia com toda a situação, e também ser capaz de encerrar (*end*) a interação quando já tiver feito o suficiente, sem persistir em ruminar sobre a situação estressante. Sempre há outro momento presente do qual podemos nos conscientizar nesse sobe e desce de acontecimentos que os seres humanos maravilhosamente vivenciam como o fluxo da vida.

O que acabei reconhecendo foi que é natural e normal sentirmos um aumento da agitação, da noradrenalina, quando nos deparamos com a angústia de alguém que amamos. É natural e normal querer ajudá-lo e, muitas vezes, temos as habilidades para fazer isso, mas esse aumento em nossa noradrenalina nos afeta e pode afetar nossa saúde durante um longo período de cuidados. O aumento pode ocorrer durante as interações no quarto do hospital, mas, para aqueles de nós que continuamos a perseverar nesses pensamentos e nessas lembranças, o aumento da noradrenalina pode continuar mesmo após a morte. Talvez não consigamos reduzir nossa agitação enquanto cuidamos de um ente querido com doença terminal, mas, se continuarmos a ter a mesma reação de estresse corporal cada vez que a doença ou a morte dele vier à mente anos depois, faz sentido que isso afete nossa saúde. Podemos aprender a nos conscientizar de nossos pensamentos angustiantes e carregados de tristeza e a relaxar o corpo e a acalmar a mente — é por isso que o luto pode ser uma oportunidade de cura.

Os vírus sabem que estamos estressados

A maneira como nosso sistema imunológico combate os vírus muda quando passamos por perdas estressantes. A inteligência dos vírus faz com que seja difícil não ficar fascinado por eles. Eles podem persistir em nosso corpo por toda a vida, da mesma forma que a catapora pode se manifestar como herpes-zóster décadas depois. Eles permanecem dormentes em nossas células por anos, mas o que os faz ressurgir? Por que causam estragos em um momento específico, depois de terem estado disponíveis por tanto tempo? Uma implicação da teoria CTRA é que os vírus podem detectar o momento em que nosso corpo estressado está mais vulnerável e então emergir. Do ponto de vista do vírus, é quando o ambiente corporal está mais favorável — quando seu principal adversário, a resposta imunológica antiviral, é reduzida em resposta à noradrenalina e à mudança para uma prioridade imunológica antibacteriana.

Do ponto de vista de um vírus, determinar quando o hospedeiro está estressado pode ser tão simples quanto monitorar os altos níveis de noradrenalina. Os pesquisadores acreditam que muitos vírus evoluíram para "ouvir" a tradução de nosso estresse psicológico em nossa bioquímica, para detectar os fatores de transcrição específicos que transmitem os sinais de noradrenalina para a célula onde os vírus permanecem dormentes. Temos algumas evidências que sugerem que o estresse do luto é exatamente uma oportunidade que os vírus podem estar procurando para se recuperar. Em uma pesquisa cuidadosa realizada pelos psicólogos Angie LeRoy e Chris Fagundes, da Rice University, investigou-se os vírus que normalmente estão adormecidos (ou latentes) em pessoas que sofreram a morte de um cônjuge. O Epstein-Barr é um dos muitos tipos de vírus do herpes, um tipo que a maioria de nós carrega. Pensamos no vírus do herpes como associado ao herpes labial, mas o vírus Epstein-Barr não tem uma manifestação externa que possamos ver. Para detectá-lo, um exame de sangue pode demonstrar anticorpos específicos que o sistema imunológico produz para manter o vírus sob controle. Foi exatamente o teste que LeRoy e Fagundes usaram para determinar se o vírus Epstein-Barr estava se replicando em viúvos e viúvas, exigindo mais anticorpos e, portanto, resultando em níveis detectáveis nas amostras de sangue.

Em 101 participantes que ficaram viúvos nos três meses anteriores a esse estudo, 99 eram portadores do vírus Epstein--Barr latente. É um número semelhante à parcela da população em geral que é portadora do vírus. Os participantes enlutados também foram questionados sobre doze sintomas físicos diferentes que poderiam estar apresentando, como dor de cabeça, dormência e formigamento. LeRoy e Fagundes descobriram que o nível de anticorpos contra o vírus Epstein-Barr era responsável por 21% da variabilidade dos sintomas relatados pelas pessoas, mesmo quando levavam em conta fatores como insônia, tabagismo e outras doenças diagnosticadas.[9] As pessoas enlutadas em geral descrevem uma grande variedade de sintomas físicos, aparentemente sem nenhuma causa específica, e a partir do estudo sugere-se que esses físicos não são imaginários, mas podem estar relacionados à reativação viral e à reação imunológica. Observo que a maioria das pessoas enlutadas percebe uma resolução desses sintomas com o tempo. Afinal, a maior parte de nós tem um sistema imunológico robusto e eficaz e, portanto, nosso corpo responde à reativação de um vírus criando mais anticorpos, o que resulta na quiescência do vírus.

É óbvio que, no projeto de pesquisa dos meus sonhos, os níveis mais altos de atividade simpática (níveis mais altos de noradrenalina no corpo) e a reativação do vírus Epstein-Barr seriam avaliados ao mesmo tempo e nas mesmas pessoas enlutadas. Esperaríamos que a atividade do vírus fosse maior não apenas naqueles com os sintomas mais graves de luto como também naqueles que estão demonstrando maior atividade no sistema nervoso simpático. A teoria sugere que a noradrenalina é a mensagem usada pelo vírus para determinar que esse é o melhor momento para se manifestar e começar a se replicar. O vírus não sabe o quanto estamos "estressados", em termos da resposta subjetiva que relatamos, mas ele capta a noradrenalina que ocorre conjuntamente em nossas células, onde ele se esconde.

O microambiente do tumor

Além da função da noradrenalina em despertar vírus latentes no corpo, há outro caminho pelo qual o estresse do luto pode afetar os resultados médicos de longo prazo, como a progressão do câncer e a metástase. Quando pensamos em câncer, em geral imaginamos um diagnóstico abstrato, mas um tumor reside em um pequeno mundo de células. Os tumores sólidos crescem em tecidos de órgãos como mama ou fígado. Na verdade, as células cancerígenas começam como células normais em nosso tecido que passam a crescer fora de controle, um erro nas restrições usuais de crescimento que mantêm nossas células sob controle quando elas se dividem. Os pesquisadores começaram a se interessar pelo que o microambiente das células ao redor do tumor pode nos dizer sobre como o tumor vive e cresce uma vez que se tornou uma entidade separada do órgão.

Por exemplo, se um tumor crescer mais rápido do que o tecido do órgão ao seu redor, precisa de um suprimento de sangue maior para levar oxigênio e nutrientes até ele. A comunicação entre os nervos periféricos e as células tumorais também aumenta. Em estudos realizados pelos pesquisadores Steven Cole, Susan Lutgendorf e Anil Sood, demonstrou-se que a ativação crônica do sistema nervoso simpático pode levar ao aumento dos níveis de noradrenalina no microambiente tumoral.[10] Eles tiveram a ideia inovadora de que, se um rato com um tumor fosse submetido a estresse crônico, os caminhos do estresse para o crescimento e a metástase do tumor poderiam ser mapeados. Um rato pode ser estressado ao ser posto em um espaço pequeno. Embora os ratos estejam seguros, vários dias desse tipo de confinamento próximo por algumas horas por dia constituem estresse crônico. Esse trabalho levou à descoberta de que o aumento da noradrenalina no tumor decorrente da experiência de estresse crônico acarretou no crescimento do tumor, principalmente por meio de receptores beta-adrenérgicos nas células tumorais. Em uma extensão importante dessa descoberta, os medicamentos betabloqueadores também reduziram os efeitos do estresse crônico sobre o crescimento do tumor.

Assim como a adrenalina, a noradrenalina pode ser liberada pelas glândulas suprarrenais na corrente sanguínea, afetando todo o corpo. Ou pode ser liberada a partir de minúsculas terminações nervosas simpáticas entremeadas no tumor. Cole, Lutgendorf e Sood descobriram que, embora o estresse de confinamento tenha aumentado a noradrenalina na corrente sanguínea e no tumor, o bloqueio da noradrenalina na corrente sanguínea não impediu o crescimento do tumor. Em outras palavras, as terminações nervosas simpáticas no tumor são a origem dos sinais que aumentam seu crescimento. Compreender o caminho exato pelo qual o estresse afeta a progressão do câncer nos permite direcionar esse mecanismo. Tenho grandes esperanças de que um dia o estresse do luto possa ser mais bem compreendido e tratado, alterando seu potencial de ter consequências médicas.

O estresse do luto não é diferente, em muitos aspectos, de outros estressores crônicos que causam alterações no corpo, que não produz nenhuma proteína específica para o luto. A questão aqui não é que o luto tenha uma fisiologia única, e sim que ele inclui uma resposta fisiológica. As pessoas submetidas ao estresse crônico do luto estão tendo reações fisiológicas, juntamente com reações emocionais e cognitivas. Quem está de luto pode apresentar um funcionamento fisiológico diferente de quem não está. Além disso, as pessoas que estão tendo as reações mais graves de luto parecem estar lidando com uma fisiologia imunológica mais desregulada do que as enlutadas mais resilientes. O conhecimento dos caminhos específicos entre esse acontecimento estressante de luto e as alterações imunológicas e os problemas médicos pode nos dar uma perspectiva dos locais onde podemos intervir.

A intervenção poderia ocorrer por meio da mudança de nossos pensamentos sobre o acontecimento estressante com práticas de relaxamento ou meditação, ou talvez até por meio da redução farmacológica da produção de noradrenalina ou do bloqueio dos receptores de noradrenalina. Pode também incluir a avaliação e o tratamento das pessoas com os níveis mais altos de gravidade do luto, que talvez estejam correndo maior risco. Por exemplo, poderíamos tratar a pneumonia nos enlutados mais cedo e de forma mais agressiva, como precisava Lizzie, do Capítulo 3. É importante ressaltar que todas essas consultas e intervenções exigem tempo, esforço e energia. As políticas de licença por luto são, em grande parte, projetadas para oferecer tempo a fim de fazer os preparativos para o funeral, mas os locais de trabalho também poderiam educar e incentivar os cuidados de saúde direcionados aos funcionários enlutados, talvez prevenindo problemas médicos e melhorando a saúde a longo prazo.

E agora algumas boas notícias

As práticas habituais de relaxamento podem influenciar a maneira como o cérebro regula o sistema nervoso simpático, como ocorreu com minha mãe. Por sua vez, nas pesquisas demonstrou-se que as intervenções de gerenciamento do estresse podem nos proteger de uma imunidade mais fraca, até no nível celular, mesmo diante de estressores significativos, como o tratamento de um câncer.[11] Um estudo de meu laboratório investigou as intervenções mente-corpo no luto. A psicóloga Lindsey Knowles, minha aluna de pós-graduação na época, propôs um estudo sobre o treinamento da atenção plena para viúvas e viúvos idosos. Esse treinamento desenvolve uma prática sistemática de concentrar a atenção nas experiências, nas emoções e nos pensamentos momento a momento, simultaneamente — e isso é importante —, aceitando o que quer que surja na mente, e não julgando.

Knowles queria uma intervenção de comparação ativa e escolheu o relaxamento muscular progressivo. Esse tipo de treinamento foi metodizado na década de 1970 e é uma prática de desenvolvimento da consciência da tensão corporal e do estresse psicológico, da habilidade em técnicas de relaxamento muscular e da atenção às sensações agradáveis de relaxamento. A prática envolve tensionar um grupo muscular (como os antebraços) e depois relaxá-lo, seguido de tensionar um grupo muscular diferente, um grupo de cada vez, em uma ordem específica, até que todo o corpo tenha sido trabalhado.

Embora o relaxamento muscular progressivo e a meditação de atenção plena sejam duas intervenções diferentes que se concentram em aspectos diversos do momento presente, elas também são semelhantes em aspectos importantes, e ambos os tipos de treinamento podem ser realizados em um ambiente de grupo durante seis semanas. É importante notar que Knowles também queria incluir um terceiro braço do estudo para comparação. Ela pediu a alguns participantes enlutados que se juntassem ao que chamamos de "grupo controle de lista de espera". Esse grupo não participa das intervenções ativas, mas faz todas as avaliações durante o mesmo período. Isso nos permite comparar como o luto mudou para as pessoas ao longo desse tempo sem nenhuma intervenção, pois sabemos que, em geral, as enlutadas apresentam alguma melhora nos sintomas do luto naturalmente. Para que uma intervenção seja considerada eficaz, ela precisa mostrar mais benefícios do que a simples passagem do tempo.

Como se pode observar na figura a seguir, os participantes dos grupos de treinamento de atenção plena e de relaxamento muscular progressivo apresentaram reduções significativas ao longo do tempo em seus sintomas de luto.[12]

Contudo, na análise que comparou os grupos, para nossa surpresa, o grupo de relaxamento muscular progressivo apresentou uma taxa mais rápida de declínio na gravidade do luto do que o grupo da lista de espera e acabou com sintomas de luto muito menores no acompanhamento de um mês depois do término da intervenção. Esperávamos que o grupo de treinamento em atenção plena melhorasse mais, porém não foi o caso.

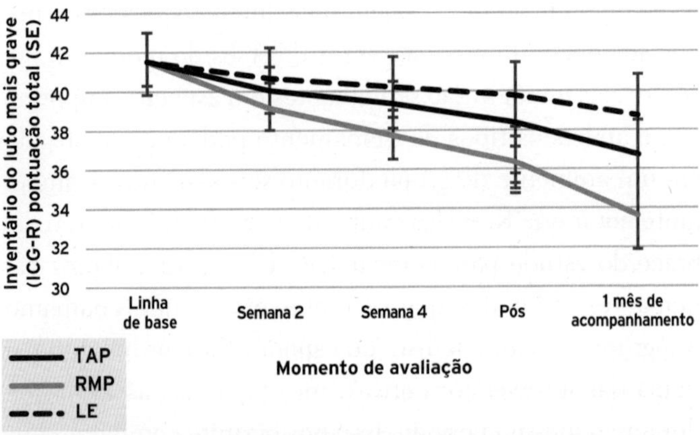

Alteração da gravidade do sofrimento ao longo do tempo nos dois grupos de intervenção (treinamento de atenção plena; MT, na sigla em inglês) e relaxamento muscular progressivo (PMR, na sigla em inglês) em comparação ao grupo em lista de espera (WL, na sigla em inglês) que não participou da intervenção, mas fez as mesmas avaliações nos mesmos momentos que os participantes dos grupos de intervenção.

Por que observaríamos melhora com essas duas intervenções? Tanto o treinamento da atenção plena quanto o relaxamento muscular progressivo se concentram na consciência do momento presente, e praticar essa mudança na atenção pode reduzir as formas habituais de pensar, especialmente se essa mudança ajudar as pessoas a relaxarem.

Poderíamos pensar no relaxamento muscular progressivo como uma forma de *elevar o corpo* para alcançar essa mudança, e o treinamento da atenção plena como uma forma de *reduzir a mente* para alcançar um estado semelhante. Além disso, o relaxamento muscular progressivo pode reduzir a carga de sofrimento físico associado ao luto, abordando um aspecto raramente considerado nessa experiência.

O que eu tiro desse estudo também é prático, pois as pessoas enlutadas podem aprender e praticar o relaxamento muscular progressivo por meio de exercícios guiados on-line e baseados em aplicativos gratuitos. Agentes comunitários de saúde e qualquer pessoa que exerça profissões de ajuda podem liderar grupos de treinamento de relaxamento muscular progressivo sem treinamento especializado[13] ou com treinamento autoguiado.[14] O relaxamento muscular progressivo pode ser um complemento benéfico para os grupos de apoio ao luto já existentes. Isso o torna mais fácil de implantar do que as intervenções de treinamento de atenção plena, pois as melhores práticas sugerem que as intervenções baseadas em atenção plena são mais bem conduzidas por pessoas com treinamento especializado.[15]

O câncer não é culpa sua

Simplesmente dizer a nós mesmos que *devemos* sentir menos estresse não afetará nosso sistema imunológico. O que importa é se a atividade do sistema nervoso simpático é reduzida. Essa mudança fisiológica pode ocorrer junto da sensação de calma e tranquilidade, mas a questão é que não conseguimos necessariamente detectar uma mudança em nossa atividade simpática. Sem dúvida não conseguiremos detectar como estamos nos sentindo se não reservarmos um tempo para se sentar e ouvir nosso estado interno. Para saber se nosso corpo está calmo, temos de saber como ele se sente em todos os tipos de estado de agitação, para entender se estamos relaxados ou não. Quando comecei a passar algum tempo sentada em silêncio e apreciando o silêncio, eu não tinha ideia do que meu corpo estava fazendo, pois não passava muito tempo concentrando minha atenção em meu estado interno. Contudo, se praticarmos essa postura de se sentar e ouvir ao longo do tempo, de modo que tenhamos uma imagem de fundo para comparar a nosso momento atual, poderemos nos tornar mais conscientes do aumento e da diminuição de nossa agitação interna. A maior parte de nosso estado físico está abaixo do nível de percepção consciente, como o nível de cortisol, mas podemos aumentar nossa percepção de alguns aspectos, como a frequência cardíaca, conforme discutiremos no Capítulo 9. De fato, mesmo quando aprendemos a afetar nosso estado físico por meio do relaxamento intencional, não é possível atingir esse estado o dia todo, todos os dias. O que me refiro aqui é que, por mais que queiramos acreditar que sim, não estamos no controle de nosso corpo.

Vou repetir: não temos controle de nosso corpo, embora possamos influenciá-lo. É uma ideia semelhante à de que não podemos nos forçar a adormecer, mas podemos criar as condições que tornam o adormecimento mais provável. Menciono isso porque minha mãe acreditava em um mito que surge a partir dos dados em que é mostrado que as intervenções de relaxamento são capazes de afetar nosso estresse fisiológico e nossa saúde física. Uma falácia lógica resulta da inversão dessa afirmação. A falácia é que podemos "causar" câncer ou outra doença por estarmos muito estressados ou não pensarmos de forma positiva o suficiente. Isso simplesmente não é verdade. O fato de a lógica funcionar em uma direção não significa que a causalidade reversa faça sentido. Você não pode causar câncer com seus pensamentos nem com a respiração superficial e, se tiver a doença, isso não significa que a culpa é sua ou que você deixou de fazer algo que poderia tê-la evitado.

Embora as intervenções de controle do estresse nos deem a oportunidade de potencialmente afetar um processo em andamento, a experiência de estresse do corpo vem de mecanismos bem abaixo do nível de percepção consciente e fora de nosso controle. Afetar nosso estado físico por meio da prática intencional só pode mudar uma pequena proporção de nossa experiência diária. Na verdade, todas as doenças têm vários fatores causais, incluindo a genética, o ambiente e nossa história durante o desenvolvimento. As intervenções de gerenciamento de estresse ainda são um esforço válido, pois podem tornar a vida mais suportável e ter impactos posteriores em nossa saúde, mas a ideia oposta, de que causamos nossa doença, não é precisa e produz maior sofrimento para aqueles que acreditam nela.

Desengatar

Em contraste com minha experiência com a doença terminal de minha mãe, meu pai não tinha medo de morrer, e esse foi seu presente para mim e minha irmã. Apenas alguns meses depois de participar do Being with Dying no Upaya Zen Center, recebi um telefonema informando que meu pai havia sofrido um ataque cardíaco. Não foi uma surpresa; nos últimos anos de sua vida, seu corpo parou de produzir glóbulos vermelhos, necessitando de transfusões de sangue regulares. A desvantagem dessas transfusões vitais era o acúmulo de ferro, o que sabíamos que acabaria enfraquecendo seu coração.

Quando entrei em seu quarto de hospital em minha cidade natal, eu já havia entrado em muitos outros quartos de hospital para cuidar dele. Em sua última década de vida, eu tinha ido a Las Vegas quando ele ficou desidratado e delirante durante uma convenção da Kiwanis. Tinha ido à Montana depois que um sangramento lento em seu cérebro envelhecido exigiu uma neurocirurgia. No entanto, quando entrei em seu quarto dessa vez, na última semana que passaria com ele, eu tinha uma perspectiva muito diferente, um outro conjunto de habilidades que havia aprendido com as práticas budistas. Passar um tempo com minha mãe durante sua doença terminal foi avassalador e, embora eu soubesse que minha ansiedade e agitação interna não estavam ajudando, não sabia o que mais poderia fazer naqueles momentos com ela. Não sabia como poderia mudar minha reação à situação de angústia de minha mãe, que era de partir o coração, mas eu havia aprendido muito antes de enfrentar os dias finais de meu pai.

A meditação de atenção plena é uma prática que permite que a mente descanse no presente. Neste momento, apenas o presente existe, embora no futuro você possa precisar planejar, considerar ou fazer um milhão de coisas para cuidar de alguém que está morrendo. Contudo, neste momento, há apenas a visão e o som do que está diante de você. É preciso se lembrar continuamente de voltar à sensação de sua respiração, a seu aumento e diminuição, quando descobrir que sua mente se desviou para todos os detalhes com os quais precisa se preocupar. A prática da atenção plena permite a calma no olho do furacão, sem fingir que o furacão não existe. Reconheci que não apenas eu precisava dessa prática para enfrentar a morte de meu pai como ele também precisava.

Cheguei primeiro ao hospital após o ataque cardíaco de meu pai, sabendo que minha irmã estaria lá apenas algumas horas depois e sentindo o grande alívio de que estaríamos juntas em nossos cuidados com ele. Pude me sentar com ele, segurar sua mão — tão familiar com a pele flácida, as manchas marrons da idade e unhas redondas —, tão parecida com o formato de minha mão, mas em uma versão maior, do tamanho da de um homem. Fui capaz de encontrar seus olhos, oferecendo-lhe simplesmente minha presença. Eu não tinha drogas mágicas, mas pude sentir sua preocupação e tensão física se dissiparem. Eu estava lá. Estaria lá independentemente do que acontecesse. Eu o amava. Ele sabia disso e se sentiu apoiado em sua jornada desconhecida. Ao sentir minha calma, pude ficar ali, sem precisar fazer nem dizer mais nada, sem ser obrigada a fugir, congelar ou lutar contra meu estado interno.

É óbvio que, nos dias que se seguiram, muitas vezes perdi essa sensação de calma — eu precisava de pausas para me livrar do peso do que estava acontecendo. Agradecia a taça de vinho prontamente oferecida por nossos queridos amigos da família com quem minha irmã e eu ficamos, a oportunidade de contar minhas preocupações e histórias sobre os acontecimentos do dia. Eu precisava ouvir as lembranças que eles tinham dos cuidados com meu pai, assegurando à minha irmã e a mim que ele era importante e pertencia à nossa comunidade. A morte geralmente leva mais tempo do que esperamos, mesmo quando alguém para de comer e beber. O processo natural de desligamento de um corpo humano tem muitas etapas. Passei a pensar nesse processo como se fosse um velcro — desengatar cada um dos inúmeros ganchos individuais que nos prendem à vida, desengatar cada um de nossos sistemas físicos, desengatar cada um dos relacionamentos que fazem de "nós" quem somos. Isso leva tempo, um trabalho que parece ser feito no estado de semicoma em que muitos caem, embora saibamos muito pouco sobre sua experiência interna. Pude estar presente e testemunhar a morte de meu pai, defendendo sua necessidade de paz e tranquilidade quando os outros pareciam não entender, acariciando sua testa para confortá-lo, conversando com minha irmã porque ele provavelmente ainda podia ouvir que estávamos no quarto. A morte de meu pai foi tranquila não apenas para ele como também profundamente para mim.

Talvez o fato de sentir o significado de cuidar, apesar das dificuldades, e de me apoiar naqueles que me eram próximos também tenha tido um impacto sobre minhas células imunológicas.[16] Pesquisas demonstraram que muitos fatores afetam nossos níveis de estresse, tanto para o bem quanto para o mal, e, por sua vez, nossa saúde em nível celular. Por exemplo, o apoio social ou um maior senso de propósito na vida parece afetar a expressão gênica, reduzindo a inflamação e melhorando as defesas antivirais.[17] Talvez isso ajude a explicar por que as pessoas que sentem estar restaurando uma vida significativa durante o luto não apresentam alguns dos mesmos problemas de saúde que afligem os que continuam sofrendo com o protesto e o desespero. É importante ressaltar que, independentemente de como lidamos com a perda de nossos entes queridos, o luto é uma oportunidade para aprendermos mais sobre como nosso corpo físico faz parte de nossos relacionamentos mais íntimos, codificando nosso amor e também nosso estresse, contribuindo para a sabedoria acumulada de uma vida plena.

PARTE II

Curando-se durante o luto

7
Energia e motivação

O luto é a reação natural à perda; no caso da morte de um ente querido, é também a perda de uma parte de si mesmo, a parte "nós". É a perda de uma parte de si que o ajuda a funcionar no mundo. É lógico que você precisa aprender a lidar com as ondas de tristeza que podem inesperadamente dominá-lo. No entanto, como aponta o modelo do processo dual de Maggie Stroebe e Henk Schut (apresentado no Capítulo 3), lidar com a perda também significa lidar com o estresse de restaurar uma vida significativa. *Como será minha aposentadoria sem meu cônjuge falecido, se sempre a planejamos juntos? Como posso sobreviver às pressões da faculdade se minha mãe, que sempre foi quem mais torcia por mim, morreu?* O luto pode mudar significativamente nossas metas, nossa energia e motivação para essas metas, de modo que mal nos reconhecemos. Neste capítulo, compartilharei por que os psicólogos acreditam que essas reações ocorrem durante o luto, por que a energia e a motivação são diferentes uma da outra e como aprendi a continuar a dar um passo após o outro com os desafios diários para ambos.

Protesto e desespero

John Bowlby, em suas observações do comportamento de apego de bebês separados de seus cuidadores, e Myron Hofer, em suas observações de filhotes de ratos separados da mãe, distinguiram duas reações diferentes à perda. Eles chamaram essas reações de "protesto" e "desespero", que apresentei no Capítulo 2. Entretanto, a energia e a motivação funcionam de forma bastante diferente em cada uma. Nos bebês, o comportamento de protesto é projetado para motivar o reencontro com o cuidador. O protesto envolve a busca e o chamado para encontrar o cuidador ou atrair sua atenção. Também reconhecemos essas reações em adultos que sofreram perdas. Por exemplo, a experiência visceral, o pânico que a maioria de nós tem ao imaginar olhar para baixo e ver que nosso filho não está ao nosso lado — isso é protesto. O sentimento é cheio de energia, motivando-nos a encontrá-lo. Essa motivação vem de nossa neurobiologia de apego no cérebro, que reage quando percebemos que estamos separados de um ente querido.

Descrevi o protesto como "*Ah, não, ela se foi?!?*". O protesto inclui a consciência de que a pessoa amada desapareceu, o que o torna diferente da descrença total. Protesto significa que você tem plena consciência de que a pessoa não está ali, como no exemplo do supermercado. Em contrapartida, descrevo o desespero como "*Ah, não... ela se foi...*". Ele incorpora a retirada, a desistência, com plena consciência da gravidade da perda. Se você imaginar que está se sentindo desesperado neste momento, observe como a energia do protesto se esvai. Se a vantagem evolutiva do protesto era dar a você a energia para procurar seu cônjuge, pai ou filho, o desespero o leva a desistir da busca. Há uma vantagem evolutiva nessa mudança para a desistência, o que pode indicar por que o desespero também é uma reação natural à perda. Correr por aí procurando aquela sua pessoa especial aumenta a probabilidade de atrair predadores e, se ela vai ficar longe por muito tempo, conservar a energia ao se retirar se torna mais importante.

No entanto, o desespero também tem uma função cognitiva na curva de aprendizado de aceitar a dolorosa realidade da perda. Ele permite que você desista da busca dispendiosa do protesto, que custa caro para o corpo, com todo o cortisol e a adrenalina necessários. O desespero tem uma função, e sua função é desistir de uma busca infrutífera. Sei que poucos de nós pensam no desespero como algo que vale a pena ou é útil. Por esse motivo, é importante apoiar quem está sofrendo tanto a experiência de protesto quanto a experiência de desespero.

É óbvio que o desespero não é o fim da história, porque também traz consigo a desesperança. Ainda não conseguimos imaginar que poderíamos viver uma vida significativa depois da perda dessa pessoa importante. Não há problema em permitir que alguém de luto expresse seu protesto, seu desespero. É muito difícil fazer isso — como indivíduos e como sociedade. Valorizamos a refeição perfeita, o casamento feliz, as postagens nas redes sociais de animais de estimação fofos e o lindo pôr do sol, mas, se o desespero tem uma função, se ele nos permite aceitar a realidade da perda (que deve acontecer para que possamos nos ajustar ao nosso novo mundo), então aceitar que as pessoas de luto sentirão desespero de vez em quando pode ser necessário.

Portanto, apoiar uma pessoa de luto em sua experiência emocional significa também dar a ela esperança, sem negar a dor do momento. Cuidar de pessoas enlutadas inclui tanto apoiar em que ponto elas estão agora quanto incentivá-las para o futuro. A esperança pode ser compartilhada apesar do fato de que nenhum de vocês consegue imaginar como será o futuro por enquanto. Contudo, a esperança de que uma vida plena será possível novamente um dia reflete o fato empírico de que a grande maioria das pessoas de luto encontra uma maneira de se adaptar. Embora o desespero contenha a compreensão de que o ente querido de fato se foi, também contém a crença errônea de que a vida será repleta de desespero para sempre. Como poderia ser diferente, já que a pessoa amada não voltará? No entanto, adaptação é se ajustar a uma realidade diferente, que inclui a tristeza, assim como a alegria e o amor novamente. A restauração de uma vida significativa se constrói *em torno* da perda, com toda a gama de experiências humanas, com dor e compaixão, alegria e amor.

Menciono aqui mais uma vez que protesto e desespero não são estágios. Este não é um modelo de estágio. As reações de protesto e desespero não acontecem uma vez e depois acabam. Inclusive, quem não consegue tolerar o sentimento de desespero pode voltar a uma reação de protesto assim que a natureza irrevogável do desespero o domina. Há ainda quem não consiga tolerar o indício de realidade que acompanha o protesto e recue para a descrença ou para a evitação, outras reações que podemos ter quando nos conscientizamos de nossa perda. A descrença é a sensação de que a perda simplesmente não é real. É diferente de evitar, ou seja, tentar ativamente manter a realidade da perda fora da consciência. Como o luto pode ser considerado uma forma de aprendizado, as percepções da perda devem surgir dolorosamente em nós repetidas vezes. Às vezes, podemos constatar todas essas reações em uma única conversa com alguém de luto, oscilando entre o protesto e o desespero, talvez até com um pouco de descrença e esperança. O luto é exaustivo, tanto para quem está sofrendo quanto para quem está próximo!

Luto não é só morte

A morte de um ente querido é a causa mais óbvia do luto, mas ele não ocorre somente nessa situação. Como nossos entes queridos são tão vitais para nossa sobrevivência quanto comida e água, o cérebro desenvolveu mecanismos específicos para nos manter com eles, nossa neurobiologia de apego. A morte de um ente querido é a mais universal das perdas que todos os mamíferos sociais enfrentam, mas o rompimento de um vínculo de apego acontece em muitas outras situações para os seres humanos, incluindo separação, divórcio, distanciamento ou a síndrome do ninho vazio. Essas experiências de luto obviamente não são iguais, mas o cérebro pode usar mecanismos neurais semelhantes para entender essa mudança no vínculo original que ele codificou.

Entendemos menos sobre a neurobiologia do luto durante outras perdas que não envolvem um relacionamento, como a perda de um emprego ou da saúde. Contudo, o luto pela morte de um ente querido e o luto por outras perdas estão ligados pelo fato de que quase todos envolvem a perda de uma parte de nós mesmos. Por exemplo, eu me vejo como uma filha, mas a palavra *filha* implica duas pessoas no mundo. A palavra *cônjuge* implica duas pessoas, ou mesmo *melhor amiga*. Ainda assim, uso a palavra *filha* para me descrever, como um atributo de quem sou, e isso informa como atuo no mundo. Contudo, o que significa ser uma filha se eu não tiver pais? Luto é descobrir como é ser uma boa filha sem pais no mundo. Outras pessoas precisam aprender o que significa ser viúva, que é diferente de ser casada ou solteira, ou o que significa ser pai ou mãe após a morte de um filho.

Quando analisamos outros tipos de perda, perdas que não são devidas à morte de um ente querido, notamos a semelhança com a perda de uma parte de nós mesmos. Quando me aposentar, sentirei uma enorme tristeza pela perda de meu emprego, porque ser professora é uma grande parte de como eu atuo no mundo. Quando fui diagnosticada com esclerose múltipla, enfrentei a perda da saúde, a perda do funcionamento no mundo como meu eu em geral enérgico. Essas perdas me geraram uma enorme tristeza. Meu luto, minha curva de aprendizado, após o diagnóstico de EM, espelhou de perto o que observei no luto de outras pessoas pela morte de um ente querido. Incluiu a compreensão de minha reação fisiológica à perda e como esse conhecimento se tornou uma oportunidade de cura física. Espero que a descrição de minha experiência interna tenha ressonância nas muitas experiências de luto que você pode ter sentido.

Em qualquer perda permanente, o protesto e o desespero são respostas humanas prováveis. Com a perda da saúde, protestei e continuei tentando fazer coisas de que já não era capaz, o que me esgotou mais. Com a aposentadoria, podemos nos desesperar para saber se ainda somos um membro valioso da sociedade; talvez não consigamos imaginar como ser idoso poderia ser valioso por si só. Depois de digerirmos a ideia de que o protesto e o desespero são reações típicas à perda, podemos reconhecê-los em muitas situações. Lembro-me de uma grande amiga que estava prestes a se casar e ter um filho. Ela se viu completamente irritada com a necessidade de comprar um carro novo: sabia que em seu pequeno MINI Cooper não caberia uma cadeirinha, mas não conseguia entender sua reação — por que estava tão chateada? Eu me perguntei em voz alta se ela estava lamentando a perda de seu eu solteiro, que podia sair de casa a qualquer momento sem precisar se preocupar com o incômodo de outras pessoas. Ela ficou aliviada, pois essa explicação lhe pareceu verdadeira. Ela estava protestando contra a perda das liberdades da solteirice por meio de seu incômodo por ter de vender seu amado carro, mesmo querendo se casar e formar uma família. Nossa conversa lhe deu permissão para ficar triste, para refletir sobre a perda real em que estava incorrendo, de tudo que havia conhecido e desfrutado nessa etapa de sua vida, a perda de mais do que apenas um carro. Tendo aceitado que se tratava de tristeza, e não mais perplexa com seus sentimentos de protesto, ela pôde voltar sua atenção às alegrias de sua nova vida, sem ignorar a necessidade de se apegar às lembranças e aos aspectos de si mesma que lhe eram tão familiares e agradáveis.

Mudança para fora do protesto e do desespero

Tenho uma lembrança vívida que relembro com frequência, um ponto de virada para entender minha reação à perda de minha saúde. Já tinham se passado pelo menos cinco anos desde meu diagnóstico de esclerose múltipla. Eu estava no corredor de minha casa e entrei em pânico. Tive a imagem de que meu corpo era como um traje de astronauta. Sem o oxigênio sendo bombeado para mim e os resíduos sendo removidos, sem os braços e as pernas do traje permitindo os movimentos, percebi que não conseguiria sobreviver. Eu morreria se algo acontecesse com meu traje. Minha respiração ficou rápida e superficial, um clássico ataque de pânico. Não conseguia me livrar da sensação desencarnada de que meu corpo estava separado de mim e da sensação igualmente angustiante de que eu era totalmente dependente dele para viver. Entretanto, pela primeira vez, consegui vivenciar um momento de desespero sem voltar ao pânico. Talvez os anos de prática de meditação tenham surtido efeito. Talvez meus anos de estudo sobre o luto e a ansiedade da morte tenham se infiltrado. Seja qual for o motivo, deixei de sentir um terror avassalador para sentir a calma do desespero que acompanha o esvaziamento do protesto de pânico. Eu ia morrer um dia.

Embora eu tenha acordado todas as manhãs, durante vários anos, com esse pensamento desesperador de minha mortalidade, minha reação habitual a essa ideia horrível era me lançar para fora da cama e trabalhar por nove horas. Dessa vez, o protesto se esvaiu, e, naquele momento, senti apenas a gravidade do fato de que um dia eu iria morrer. Não hoje, mas um dia. Foi muito triste — eu amava a vida, amava meu trabalho, amava minha esposa, minha melhor amiga e minha irmã. Não queria perder tudo isso. Não conseguia compreender o mistério do que significaria não viver, mas a verdade de minha mortalidade estava plantada com firmeza em minha mente. Não havia nada que eu pudesse fazer para evitar minha morte; um dia meu corpo não funcionaria como meu traje de astronauta nesta Terra. Dessa vez, o pânico em resposta a esse conhecimento evaporou.

Essa tristeza e esse desespero profundos pareciam diferentes de meus humores depressivos. O desespero era limpo e descomplicado, e eu o sentia mais fundo em meus ossos do que os sentimentos difusos da depressão. Junto da tristeza e da incerteza sobre a morte, tive um momento fugaz de aceitar o pensamento cheio de admiração de que minha morte fazia parte do círculo da vida. Que minha vida também fazia parte de toda vida e que toda vida surge e passa, da mesma forma que cada respiração que fazemos enche nossos pulmões e nos deixa. Eu tinha uma ideia de como aceitar minha mortalidade. É lógico que essa percepção tranquila não significava que eu não tivesse mais momentos de pânico, desespero e depressão. Continuei a reagir aos meus medos existenciais trabalhando demais, mas a aceitação da nitidez e da simplicidade da natureza limitada do tempo de minha existência permaneceu no canto de minha mente, em algum lugar no fundo de minhas células, daquele dia em diante.

Anos depois, percebi o quanto nosso medo da morte contém nosso medo da separação dos entes queridos. A ansiedade da morte é — pelo menos em parte — ansiedade da separação, talvez em um nível neurobiológico muito básico. Depois daquele dia, sempre que o pânico e a ansiedade pela morte surgiam (como sentada em um avião durante uma turbulência), eu pensava: *Você não está errada. Você vai morrer um dia. Só tem o agora. Você se sente bem com isso? Há algo que deveria estar fazendo de forma diferente para que, quando enfrentar esse momento, tenha feito, dito e vivido tudo que deseja?* Com o tempo, minha resposta passou a ser: *Sim, estou bem com isso.* É a realidade, um dia enfrentarei meu último momento. Não faz sentido fingir que não. E minha vida é plena, meus entes queridos sabem que são amados, e deixei nesta Terra livros e palestras sobre o que aprendi durante meu tempo aqui. Portanto, embora eu não queira morrer, não me importo com a ideia de que isso acontecerá. Além disso, a necessidade de estar de acordo com minha mortalidade me motiva todos os dias a viver no presente e resolve grande parte do terror, do pânico e da ansiedade que carreguei por tanto tempo. O desespero resolve o protesto, e a aceitação resolve o desespero.

Motivação e energia

Esse insight vívido sobre minha reação de pânico e estresse ao medo de minha mortalidade foi um ponto de virada para mim, e, como mencionei, o luto pode ser um ponto de virada que permite uma oportunidade de cura física. No entanto, essa percepção não é suficiente. Foram necessários anos de prática e outros insights para mudar minha compreensão de como viver uma vida significativa com minha perda de energia, para entender como usar minha motivação para atingir meus objetivos de vida e, ao mesmo tempo, aceitar minha perda de saúde. Eu simplesmente não podia continuar a ricochetear de um lado para o outro na vida, protestando contra a realidade de que não podia fazer tudo que queria. Tive de adotar a prática de regular a respiração e a frequência cardíaca, reduzindo o impacto fisiológico da ansiedade. Tive de abandonar a agitação como forma de enfrentamento. A reatividade e o ricochetear contrastavam com a *responsividade* calma que acabei aprendendo e que (na maioria das vezes) sou capaz de adotar. A responsividade integra uma consciência profunda de como estou me sentindo no momento com o panorama geral do que posso fazer de significativo. Ela se concentra no que posso fazer para criar uma vida significativa, já que tenho como saber quanto tempo essa vida terá. Aprender a reagir e a regular a situação significou que tive de lidar com ondas ocasionais e avassaladoras de solidão e ansiedade de separação. Pessoas de luto podem enfrentar, pela primeira vez na vida, emoções incrivelmente fortes, como indignação ou culpa esmagadora. Aprender a reconhecer, compreender e gerenciar ondas de sentimentos intensos é fundamental para mudar a maneira como usamos nossa energia finita. E uma das primeiras coisas que tive de aprender foi como separar minha energia de minha motivação.

Motivação é nosso *interesse* em nos envolver; energia é nossa *capacidade* de nos envolver. A definição tão nítida sugere que esses aspectos seriam fáceis de avaliar por nós mesmos, mas minha experiência mostra que estão profundamente interligados. Por exemplo, quando estou com pouca motivação, sinto que não consigo ir a um evento social ou à academia. No entanto, se eu superar a mensagem de dissuasão da motivação e me empenhar mesmo assim, minha energia em geral me impulsiona, transformando-se em uma sessão produtiva de escrita ou em uma boa palestra. A alta motivação, por outro lado, pode obscurecer minha baixa energia. Para mim, é uma combinação perigosa, porque não ter a energia para sustentar minha motivação significa que me esgoto logo e me faz questionar se eu deveria ter tentado a atividade, para começo de conversa. Esse esgotamento me faz duvidar de mim mesma na próxima vez em que eu tentar fazer algo.

A dupla da depressão — falta de motivação e falta de energia — cria os dias mais difíceis de todos. Mesmo que eu consiga superar minha falta de motivação, descubro que não consigo fazer nada produtivo. Nesses momentos, preciso me aprofundar e me lembrar de que isso também passará e que não sou imperfeita, preguiçosa ou indigna de amor. Levei muito tempo para aprender isso e, às vezes, ainda não consigo atribuir a falta de capacidade ao meu estado temporário atual, e não a uma falha interna profunda e permanente. Da mesma forma, uma pessoa enlutada pode ter de superar a crença de que nunca mais será capaz de viver uma vida significativa ou de que é fraca demais para lidar com sua dor. Em vez disso, podemos aprender a habilidade da autocompaixão, que requer prática, voltando nosso foco a uma postura gentil conosco. Podemos ver essa variação em nossa energia e motivação como parte de nosso eu autêntico, e ser autêntico traz um tipo de paz própria.

Toda essa introspecção também me levou a saborear e celebrar os dias em que tenho energia e motivação. É uma alegria imensa! Nesses dias, volto continuamente à consciência de que meu corpo e minha mente estão funcionando como instrumentos milagrosos que são. Anoto esses dias, um lembrete a ser guardado para quando essa não for minha experiência. Não significa que eu tenha de fazer nesses dias tudo que não posso fazer nos outros — percebi que é mais importante fazer uma quantidade razoável e aproveitar essa capacidade. Também anoto esses dias bons para meu atual companheiro, um lembrete de que os dias que reclamo que me sinto como se estivesse caminhando em gelatina são temporários, o misterioso funcionamento interno dessa pessoa que ele ama.

Ir devagar

Algumas pessoas sentem uma energia inquieta e agitada durante o luto, e outras sentem exaustão, um cansaço profundo que as faz não querer atender ao telefone ou se vestir. Independentemente das causas físicas da fadiga, ainda temos de lidar com ela. Como podemos restaurar uma vida significativa para nós mesmos se servir cereal conta como fazer jantar? Parte da aceitação de nosso luto inclui aceitar (pelo menos por enquanto, por um período incerto) que talvez não possamos funcionar como antes e, ainda assim, a vida continua acontecendo. Minha experiência em lidar com a fadiga causada por doenças crônicas pode ser útil para você, e esse é o assunto que abordaremos agora.

Não quero subestimar o impacto da fadiga profunda. O jornalista Ed Yong, ganhador do Prêmio Pulitzer, cita uma mulher com Covid-19 prolongada em seu artigo "Fatigue Can Shatter a Person" [A fadiga pode destruir uma pessoa]. Ela descreve a fadiga como "um esgotamento completo da essência de quem você é, de sua força vital".[1] Esquecemos o entrelaçamento completo entre nosso corpo e nosso senso de quem somos. *Somos* o que *fazemos*, e não se sabe onde termina uma e começa outra. Nosso senso de identidade é construído com base na experiência familiar de nossa interação diária com o mundo. A exaustão pode significar que não sabemos mais quem somos; podemos sentir que *eu simplesmente não sou assim*.

Quando fui diagnosticada com esclerose múltipla pela primeira vez, tive a enorme sorte de ter acesso ao centro de esclerose múltipla Marilyn Hilton MS Achievement Center na UCLA. Parte do MS Center é uma sala de exercícios onde fisioterapeutas te ajudam a aprender a se exercitar com seu novo corpo frágil, reduzindo o medo de se machucar. Eu nunca fui uma pessoa que se exercitava regularmente. No MS Center, aprendi que os exercícios eram importantes para manter minhas reservas físicas, mas também eram um aspecto importante da saúde mental. De fato, meta-análises demonstraram que o exercício pode ser eficaz no tratamento da depressão,[2] mas como se exercitar quando se está exausto? Nosso grupo recém-diagnosticado se exercitava por dez minutos, superando nossa baixa motivação. Em seguida, avaliávamos se nos sentíamos mais cansados do que antes de começar. Se a fadiga tivesse aumentado, éramos incentivados a parar; mas, se nos sentíssemos igual, ou até energizados, éramos incentivados a continuar. Com o passar do tempo, adquirimos experiência em ouvir o que podíamos fazer em determinado dia e o efeito que o exercício tinha sobre nós naquele dia e no fim da semana. Acho que o exercício ajuda meu humor e minha energia a longo prazo, mas pode me esgotar a curto prazo, mesmo para o trabalho mental. Ainda hoje, costumo me exercitar no fim do dia, quando tenho poucos compromissos além de jantar e ver TV.

Ir devagar nos exercícios exige muita tentativa e muito erro. Com um personal trainer, descobri que trinta minutos eram viáveis quando eu incluía religiosamente períodos de descanso de um minuto, embora meia hora antes fosse um nível de resistência que eu considerava impossível. Preciso avaliar constantemente minha energia em tempo real e, ao mesmo tempo, ter plena consciência das consequências do que escolho fazer. Isso continua sendo um desafio, mas um desafio que me levou a entender meu corpo mais profundamente do que eu jamais imaginara possível. Fico surpresa quando consigo fazer algo que parecia impossível algumas semanas antes e sou paciente comigo mesma quando preciso desistir depois de dez minutos. Em um nível muito profundo, sinto que sei quem sou (por enquanto!), e isso fortalece meu senso de identidade em todas as situações que enfrento.

Ir devagar pode ser uma estratégia-chave para você, pois os níveis de energia variam de um dia para o outro durante o luto. Se a exaustão profunda o levar a dias menos ativos, o que pode afetar sua capacidade de dormir e comer também, considere se o luto é uma oportunidade de conhecer melhor os sinais de seu corpo. Aceitar seu estado corporal, pelo menos hoje, e ao mesmo tempo perguntar se pode se exercitar por dez minutos ou fazer uma caminhada na hora do almoço, demonstra cuidado com seu corpo de luto. Se você prestar atenção (o tópico do Capítulo 9), o feedback de seu corpo durante esses dez minutos lhe dará mais conhecimento sobre quem você é, o que é bom, o que é ruim e como se mover pelo mundo como a pessoa enlutada que você é agora.

Plano B

Os dias, as semanas e até os meses que se seguem à morte de um ente querido podem parecer um borrão. Em muitos casos, a agenda da pessoa muda drasticamente. Por exemplo, se você estava cuidando de alguém antes de sua morte, abre-se um enorme buraco no dia antes preenchido com telefonemas, idas à farmácia, perguntas sobre novos sintomas, gerenciamento de compromissos, e assim por diante. Ou, se a morte foi inesperada, substituir todas as coisas que seu cônjuge falecido fazia se torna uma corrida de obstáculos diária com descobertas desagradáveis e frustração, além de cuidar dos filhos e administrar seu trabalho. Em qualquer morte, a quantidade de administração, lidar com companhias de seguro, advogados, bancos e o IML é avassaladora. Tudo isso deve ser enfrentado sem a única pessoa em quem você normalmente se apoiaria em situações estressantes. Não é de admirar que a maioria de nós se sinta tão mal.

Mesmo quando o caos começa a diminuir ou a realidade se impõe, ainda é preciso lidar com as pessoas que sabem que você sofreu uma perda e não entendem como se relacionar com você, e com as que não sabem e para quem você precisa contar. Juntamente com a fadiga, o desejo de se afastar pode se tornar sua reação modal. A incerteza de como você se sentirá em determinado dia dificulta a realização de planos. Como você pode aceitar um convite se não tem ideia de se conseguirá colocar roupas e sapatos no próximo fim de semana?

Para esse desafio de planejar atividades, outra coisa que aprendi no MS Center talvez lhe seja útil: pense em sua energia como uma conta bancária. Ela é um recurso limitado e, se você gastá-la em algo, terá menos energia para outra coisa. As decisões orçamentárias devem ser tomadas com base no que vale o investimento. Comer cereal pode ser uma boa opção de jantar se você tiver energia para pagar as contas ou cortar o cabelo. No entanto, quando olhei para o gráfico de pizza que mostrava meus gastos de energia durante os primeiros meses de meu diagnóstico de esclerose múltipla, percebi que tinha parado de gastar com socialização. Eu simplesmente havia cortado quase por completo esse gasto, priorizando o trabalho, as tarefas domésticas e as responsabilidades familiares. Diante da falta de energia, sentia que não podia me dar ao luxo de gastá-la em um telefonema para um amigo que morava longe, em um jantar com um vizinho querido ou em uma festa de aniversário de um colega próximo. Depois de visualizar um gráfico de pizza com seus gastos de energia, você pode imaginar tirar uma pequena fatia de cada categoria, gastando um pouco menos de energia no trabalho ou nas tarefas domésticas para deixar reservas internas para atividades sociais que também possam renovar sua alma.

Além disso, você pode considerar um plano B — a opção que cria caso o acordo que você fez se torne difícil quando chegar a hora. Por exemplo, se você gostaria de ir a um show com amigos, pergunte se eles também considerariam um plano B: caso sua energia esteja baixa naquele dia, será que eles poderiam ir à sua casa assistir a um filme? Se você for convidado para uma festa de fim de ano, diga que provavelmente não poderá ficar, mas que adoraria deixar flores ou um presente e dar um oi. Você sempre tem a opção de ficar, caso ao chegar acabe se sentindo mais festivo do que imaginava. Há várias vantagens em usar um plano B. Ao criá-lo com antecedência, você se sente menos culpado quando não consegue se envolver como gostaria por estar chorando ou esgotado. Isso também estabelece expectativas; os outros entendem que qualquer uma das opções é uma possibilidade. Elaborar um plano B com antecedência é útil porque você pode pensar nisso com mais facilidade do que quando já se sente esgotado.

Se você for próximo das pessoas com quem está fazendo planos, o plano B pode se tornar uma maneira de falar sobre como as coisas estão indo para você, o que está funcionando e o que não está funcionando em sua vida no momento. Um dos desafios de restaurar para si mesmo uma vida com a ausência de seu ente querido é que você deseja desenvolver uma vida que seja agradável, significativa e cheia de relacionamentos amorosos. No entanto, talvez você ainda não tenha a energia ou a motivação social para ela. Se continuar a recusar convites, no entanto, poderá descobrir que será menos convidado e, provavelmente, essa não é a vida que você gostaria de ter no futuro. Ser sincero sobre sua situação, ou mesmo apenas informar às pessoas sobre seu plano B sem discutir o motivo, significa que os outros podem sentir que você ainda está disponível, mesmo que esteja na versão enlutada de si mesmo. Isso em geral é mais encorajador para os outros do que simplesmente evitá-los ou ficar cancelando planos. E você pode se surpreender em algumas dessas ocasiões.

Ninguém disse que seria fácil

Você pode aprender a reagir a ondas de tristeza ou baixa energia ao se concentrar em administrar quem é no momento, mas a necessidade de fazer isso com tanto cuidado, por si só, é frustrante, triste e difícil. Às vezes, penso: *Sim, eu consigo lidar com isso, mas gostaria de não precisar!* E é frustrante as pessoas dizerem: "Mas você está parecendo tão bem...", o que é irrelevante e se assemelha a invalidar seus sentimentos, embora não seja a intenção. As pessoas provavelmente lhe dirão que também se sentem cansadas ou estão sofrendo. O fato de elas se sentirem cansadas não muda o fato de você se sentir cansado. Enfrentar o luto não é uma competição. É apenas conhecer sua experiência, profunda e plenamente, e aprender a melhor maneira de seguir em frente hoje, já que sua experiência é verdadeira. Às vezes, penso: *Nossa, como estou irritada hoje*, e permito que isso influencie minhas decisões sobre participar de uma reunião ou simplesmente não responder a um e-mail nesse estado. Nenhuma dessas ações muda a realidade de como me sinto, mas são escolhas que podemos fazer em resposta, dada a verdade do momento.

Fazer essas escolhas é uma prática, a de aprender a ser uma pessoa que sofre, uma oportunidade de curar o próprio corpo respondendo às suas necessidades. No artigo de Yong para a revista *The Atlantic*, é citado uma mulher que diz: "É preciso muito autocontrole e força para fazer menos, para ser menos, para reduzir sua vida a uma ou duas coisinhas das quais você tenta extrair alegria para sobreviver". Para ela e talvez para você, o descanso tornou-se "uma necessidade médica e um desafio radical".[3] A cura está centrada na própria experiência; é a facilidade de ser e fazer com menos energia, com mais consciência e compaixão. Na verdade, todos nós enfrentaremos a perda de energia em algum momento, mesmo que seja apenas quando nosso corpo envelhecer além de nossas expectativas. Às vezes, sinto que acabei de começar a entender o processo de envelhecimento e tenho a sorte de poder usar tudo que aprendi para superar todos os tipos de obstáculo que são naturais para o ser humano.

Em razão de nossa herança puritana, pioneira e imigrante, nós norte-americanos acreditamos, em um nível profundo e inconsciente, que produtividade equivale a valor. Até mesmo a saúde mental é, às vezes, avaliada no sentido de se alguém consegue "funcionar", o que muitas vezes é confundido com o fato de poder trabalhar, em vez de, mais precisamente, ser capaz de fazer as coisas que a pessoa considera significativas. Outros desafios podem aumentar o esgotamento do luto. As condições que limitam a energia, inclusive os distúrbios autoimunes e a depressão, afetam mais as mulheres do que os homens, e elas têm de lidar com a dupla jornada e, muitas vezes, se esforçar mais para provar seu valor no local de trabalho.[4] Gwynn Dujardin, professora de inglês da Queen's University, no Canadá, ressalta que mulheres na literatura, como Circe e Dido, foram julgadas duramente por oferecerem a tentação do descanso a Ulisses e Eneias, desviando-os do caminho de suas buscas épicas.[5] Portanto, não é exagero dizer que aprender a descansar e a valorizar o descanso exige determinação. Levei muitos anos para admitir, primeiro para mim mesma e depois para as pessoas ao meu redor, que precisava tirar um cochilo todos os dias. Isso me torna mais produtiva, mas eu temia a impressão de ser preguiçosa ou fraca. A licença por luto geralmente é mais curta do que a de uma doença crônica e, lógico, devemos sempre consultar um médico para garantir que não haja uma causa subjacente de fadiga que possa ser tratada. Contudo, se o descanso for necessário, incluí-lo em seu dia a dia pode trazer benefícios de longo prazo para sua saúde, tanto mental quanto física.

Tudo bem não estar bem

Esquecemos que nosso foco cultural moderno na necessidade de provar a nós mesmos e aos outros que estamos bem é muito diferente de como o luto tem sido expresso historicamente. Como diz a autora Megan Devine, tudo bem não estar bem.[6] Não há problema em tirar um tempo para si mesmo, retirar-se por um tempo e direcionar nossa atenção para tudo que estamos sentindo e pensando.

Em setembro de 2022, eu estava em Londres quando a rainha Elizabeth morreu. A profundidade e a amplitude da reação de luto à sua morte foram surpreendentes, mesmo sabendo o quanto ela era amada. Percebi que não se tratava apenas das reações individuais de muitas pessoas. Era um retrocesso a uma época em que o luto costumava ser expresso, embora com maior atenção coletiva devido ao status dela.

Fiquei fascinada com a forma como essa atenção foi mantida — todos os anúncios nos pontos de ônibus e no metrô foram trocados da noite para o dia por fotos em memória da rainha. As vitrines das grandes lojas de departamento foram substituídas por memoriais, enquanto as lojas menores vestiram seus manequins de preto. O pub onde almoçamos no domingo exibiu a cobertura do funeral em todas as TVs, em vez da típica programação de futebol e rúgbi. Observei pessoas na rua com as câmeras de celular apontadas para o céu e, quando segui o olhar delas, vi a BT Tower, de 37 andares, com uma foto da rainha envolvendo toda a circunferência de sua tela de vídeo. Essa mudança me fez perceber o quanto de nossa atenção está sendo constantemente direcionada ao caminharmos por uma cidade e como uma reação nacional ainda poderia (pelo menos no Reino Unido) redirecionar essa atenção para algo de importância social como a morte. Eu não achava que uma cultura contemporânea fosse capaz de se concentrar em um único tópico por sete dias, mas, durante uma semana inteira, a BBC One exibiu uma programação somente sobre a vida da rainha. Quando amigos norte-americanos perguntaram por que os canais de televisão britânicos pararam de exibir comerciais na primeira noite após a morte da rainha (exibindo apenas o logotipo do canal durante os três minutos inteiros), tentei explicar que o comércio parecia desrespeitoso ou até mesmo frívolo em um momento no qual a morte era o foco da atenção. O luto precisa de tempo, espaço e apoio, e essa foi historicamente uma reação coletiva, e não apenas individual.

Ao observar essa manifestação coletiva de luto na Grã-Bretanha, direcionando a atenção de um país inteiro para o papel do ritual de lidar com o luto e reconhecê-lo, percebi que isso nos permitiu transcender nossa vida cotidiana, reconhecendo a pausa que o luto merece e trazendo uma oportunidade de nos reunirmos. Durante dias, as pessoas ficaram em uma fila de oito quilômetros de extensão e catorze horas de espera, aguardando sua vez de prestar homenagem à rainha. As histórias que contaram umas às outras na fila e aos repórteres sobre o que ela significava para si demonstraram que o luto é um compartilhamento coletivo, mais do que apenas uma emoção coletiva. Talvez possamos aprender muito sobre a importância dessa união para o luto quando a morte de um ente querido acontece em nossa família ou vizinhança. Esse é o luto universal, humano e coletivo — tirar um tempo da vida cotidiana, criar expressões físicas de luto ao levar flores e, acima de tudo, nossa atenção conjunta ao que perdemos. O que aprendemos ao refletir sobre o luto molda tanto as narrativas pessoais de nossa vida quanto a narrativa de nossa comunidade.

Somos capazes de coisas difíceis

O protesto e o desespero são reações características à perda, mas não são a integração definitiva da perda em nossa vida contínua. Nem o protesto, nem o desespero resultam na paz que pode acompanhar a aceitação da realidade, desistindo de lutar contra a verdade da perda, indo além da ideia de que a perda significa que não podemos mais fazer ou ser algo de valor. A perda faz parte da vida — a vida em que nascemos com esse corpo humano e esses relacionamentos humanos. O protesto e o desespero são respostas naturais à perda, reações de nosso cérebro e corpo que não podemos controlar. Tive de perceber que meu medo de morrer estava me causando enorme tensão física e ansiedade. Aceitar a perda de minha saúde e até minha mortalidade me devolveu a energia que eu estava gastando sem perceber.

Somos capazes de coisas difíceis, como será abordado no próximo capítulo. Por algum tempo, durante o luto, talvez precisemos fazer a coisa difícil de nos afastar. Talvez estejamos em uma comunidade ou em um grupo de amigos que nos permita isso, ou podemos encontrar alguém que *entenda* e nos apoie nessa desafiadora mudança de prioridades. Talvez não consigamos controlar a reação natural de luto, mas, com o tempo e a prática, podemos aprender a lidar com o fato de estarmos enlutados. Construir uma vida em torno de nossa perda significa aprender a lidar com a necessidade de nos retrairmos ou com nosso baixo nível de energia. Podemos aprender a mudar a perspectiva e desenvolver hábitos novos e habilidosos que nos permitam vivenciar todos os aspectos de nossa maravilhosa vida humana, a dor e a alegria. O melhor de tudo é que, ao conhecermos a incerteza e a perda, descobrimos que estamos mais profundamente conectados a outras pessoas que também enfrentam a perda, que também *a entendem*. Conseguimos constatar como todos nós somos apenas uma instância única de perda e tristeza humana compartilhada, o que nos dá um motivo para sentir mais conexão e compaixão pelos outros e por nós mesmos.

8
Hábitos saudáveis

Depois que me divorciei, não precisava mais me comprometer com o que cozinhava ou comia, quando ia para a cama ou como era minha rotina matinal. Contudo, logo descobri que cozinhar para uma só pessoa não é mais fácil, e sem rotinas compartilhadas na hora de dormir, minha agenda parecia se desfazer. Quando adultos, pensamos em nós mesmos como criaturas independentes, mas, na verdade, nossas atividades diárias estão ligadas às atividades interdependentes de nossos relacionamentos.

Essa interdependência pode ser observada na evidência dos padrões de corregulação dos hormônios que ajustam nosso sono, nossa energia e nosso apetite. Em um estudo realizado pelas psicólogas Dora Hopf e Beate Ditzen, na Universidade de Heidelberg, documentou-se esse fato durante a pandemia de Covid-19: as pessoas que tinham um parceiro demonstraram melhor regulação do cortisol do que as solteiras, mesmo que não vivessem juntas.[1] Sem a contribuição de nosso ente querido, precisamos encontrar um novo equilíbrio. Após uma perda, mudar nossos hábitos diários significa reconhecer que nosso ente querido se foi e viver de uma forma que reflita nossa nova realidade. Pode parecer muito difícil ou até impossível, mas, sem mudar nossos hábitos, estamos constantemente lutando para interagir no mundo de forma automática, uma forma que não se encaixa mais em como o mundo *é*. Mudar nossos hábitos leva tempo, mas compreender que o luto e a dificuldade de reconhecer a profundidade de nossa perda são as razões pelas quais nos sentimos tão desequilibrados pode nos levar a um melhor planejamento e à autocompaixão ao encontrarmos um novo caminho.

Assim como um gesso sustenta um osso quebrado fornecendo estrutura ao redor da fratura que está se curando, podemos criar rotinas e horários que nos ajudem a desenvolver novos hábitos. Eles servem como recursos mesmo quando nossa motivação ou energia está baixa. Por exemplo, posso me perguntar: *Por que estou tomando banho?* Não é porque tenho motivação (cuja falta estou ignorando), e sim porque é de manhã e é o próximo item da minha agenda. Como você pode imaginar, os hábitos mais básicos que regularizam nossas funções físicas, como comer e dormir, são os mais importantes.

As noites são difíceis

Diana Chirinos é uma psicóloga da Faculdade de Medicina Feinberg, da Universidade Northwestern, que estuda a insônia em pessoas viúvas. Suas descobertas mostram que as que têm maior ruminação — os pensamentos que ficam dando voltas na cabeça — também têm maior dificuldade para dormir.[2] Quando sofremos uma perda significativa, muitas vezes temos medo de ir para a cama, pois, sem nada para nos distrair, nossos pensamentos se voltam ao luto. Para as pessoas viúvas, a cama em geral é um forte lembrete da perda. Um dos participantes da pesquisa de Chirinos comentou: "Não gosto de dormir na minha cama... É engraçado como a gente cria hábitos — ainda fico na beirada da cama, a cama inteira está vazia. Eu poderia me espalhar, mas não faço isso".

Chirinos também está estudando como tratar a insônia em pessoas enlutadas, e parte de sua motivação é que nas pesquisas mostra-se que remédios para dormir não são eficazes. Por exemplo, em um estudo randomizado realizado em Londres, foram prescritos vinte comprimidos de diazepam em dose baixa ou um placebo para pessoas enlutadas, fornecidos dentro de duas semanas após a morte do parceiro e para serem tomados conforme necessário nas seis semanas seguintes. Isso reflete a forma como os medicamentos para dormir são frequentemente administrados a pessoas enlutadas por clínicos gerais. Desde a avaliação inicial até o fim das seis semanas, mais pessoas no grupo do diazepam tiveram problemas para pegar no sono em trinta minutos ou menos depois de ir para a cama, mas menos pessoas no grupo do placebo tiveram esses problemas.[3] Parece contraintuitivo. Afinal de contas, por que um remédio para dormir não ajudaria a melhorar o sono? A resposta pode estar relacionada ao que é chamado de "modelo 3P da insônia".

O modelo 3P é uma explicação geral de como os problemas de sono podem surgir, e não apenas durante o luto. Ele se concentra em três condições que devem se unir para que desenvolvamos insônia: fatores predisponentes, precipitantes e perpetuantes.[4] O primeiro *p* é para fatores *predisponentes* que aumentam o risco de desenvolver insônia e, no caso do luto, estão presentes antes da morte de um ente querido. Eles incluem fatores geneticamente determinados, traços de personalidade e situações ambientais já existentes quando ocorre uma perda. Por exemplo, um longo período de cuidados antes de um falecimento é um fator predisponente que pode aumentar a insônia durante o luto. O segundo *p* é para um acontecimento *precipitante*, nesse caso a morte. A perda geralmente desencadeia uma dificuldade inicial de sono que dá início à insônia de curto prazo. Está bem documentado que a maioria de nós apresenta dificuldades iniciais de sono durante o luto. Em uma revisão sistemática, 85 estudos diferentes publicados descreveram esses problemas de sono relacionados ao luto.[5] O mais importante é o terceiro *p*, que são os fatores *perpetuantes*. São aqueles que mantêm a insônia depois que começamos a ter dificuldade para dormir por causa de nossa perda.

Os fatores perpetuantes também são coisas sobre as quais podemos ter algum controle, ao contrário das que aconteceram antes da perda ou do fato de o ente querido ter morrido. Essencialmente, algumas das atitudes que temos para lidar com problemas de sono comuns e esperados durante o luto podem perpetuar a insônia, transformando-a em um problema de longo prazo. Para a maioria das pessoas que têm dificuldades para dormir durante o luto, os padrões normais de sono retornam. Apenas em alguns estudos examina-se a evolução natural da dificuldade de sono no luto, mas um estudo holandês acompanhou viúvas recentes ao longo do tempo. As viúvas apresentaram significativamente mais dificuldades para dormir em quatro meses do que um grupo de mulheres não enlutadas. De modo geral, as viúvas voltaram aos padrões de sono basais após um ano, embora seu sono também tenha melhorado significativamente sete e dez meses após a perda.[6]

Então, quais estratégias de enfrentamento para a insônia acabam fazendo o contrário, perpetuando nossas dificuldades de sono de curto prazo e as transformando em insônia de longo prazo? Agora podemos desvendar o mistério de por que o diazepam prescrito não ajudou na insônia no estudo de pessoas enlutadas que descrevi anteriormente.

A corregulação fisiológica que compartilhamos com nosso ente querido significa que, quando ele morre, temos de aprender a regular nosso sistema sem essa relação que antes fazia parte de nosso funcionamento. Aprender a conviver com sua ausência inclui ajustar nosso sistema de sono para dormir, permanecer dormindo e acordar sem a presença do outro ou simplesmente sem o conhecimento reconfortante de que ele está em algum lugar do mundo. O luto é, em parte, aprender a regular nossa fisiologia sem o calor, o cheiro, o toque ou a mensagem de boa-noite. Os seres humanos são resilientes, e nosso sistema de sono se ajustará, mesmo que isso leve tempo, seja frustrante e, muitas vezes, fiquemos muito cansados. Contudo, se introduzirmos medicamentos como parte desse ajuste, nosso sistema se ajustará à perda, adotando esses produtos químicos como parte de nosso sistema de sono. Isso significa que estamos nos regulando com a entrada desses medicamentos. Em algum momento, ainda precisaremos nos ajustar ao funcionamento sem eles. Se estivermos tomando os comprimidos de forma intermitente, como no estudo de Londres, nosso sistema de sono terá dificuldade de saber o que esperar e como se ajustar nas noites em que não os tomamos. É por isso que a medicação para dormir pode, ironicamente, ser um fator que perpetua a insônia.

A introdução de medicamentos ou outras substâncias para nos ajudar a dormir ou para nos manter alertas durante o dia não são os únicos fatores perpetuantes que podem transformar a insônia em um problema de longo prazo. Foi comprovado que crenças específicas sobre o sono e comportamentos específicos mantêm a insônia. Isso inclui utilizar a cama para qualquer coisa que não seja dormir ou fazer sexo, como ver TV ou usar o celular. Queremos nos condicionar à ideia de que ir para a cama significa que o sono virá em seguida. Da mesma forma, passar muito tempo na cama sem conseguir pegar no sono ou voltar a dormir enfraquece o condicionamento "cama = sono". Se você tem insônia e está demorando mais de quinze minutos para pegar no sono (ou para voltar a dormir), a recomendação é se levantar e fazer algo tranquilo em outro lugar até ficar sonolento de novo (e, de preferência, sem uma tela acesa à sua frente). Você já ficou deitado na cama, tão irritado com o fato de não conseguir dormir que relaxar se torna impossível? Algumas pessoas ficam mais chateadas e ansiosas com a insônia ao longo do tempo e desenvolvem expectativas irreais sobre o sono, como a ideia de que é necessário dormir ininterruptamente durante a noite para se sentir descansado, ou subestimam o tempo que passam dormindo, ou acreditam que não conseguirão trabalhar no dia seguinte se estiverem cansadas. Ter esses pensamentos durante a noite paradoxalmente torna mais difícil adormecer, pois ficamos mais frustrados por causa do resultado que prevemos para o dia seguinte.

O mais importante ao aprendermos a regular nosso sistema de sono outra vez é manter uma programação consistente. Levantar de manhã no mesmo horário, mesmo estando cansados ou após uma noite ruim, é fundamental. Exercitar-se ou se movimentar durante o dia (mas não logo antes de dormir) e evitar cochilos diurnos (inclusive dormir em frente à TV no começo da noite) são vitais para nosso sistema de sono. Embora em geral eu tire um cochilo todos os dias, se estiver com insônia ou com jet lag, pulo o cochilo para ajudar a consolidar meu sono nas horas noturnas.

No entanto, o mais importante que posso lhe dizer é que a terapia cognitivo-comportamental para insônia (TCC-I) é um tratamento comprovadamente eficaz. Em comparações diretas, a TCC-I é eficiente e não interfere na função do sono a longo prazo, como acontece com os medicamentos para dormir. A TCC-I está disponível (até mesmo como teleterapia) com especialistas certificados.[7] Você pode ler uma lista de problemas do sono como a do parágrafo anterior e acreditar que já sabe disso, mas é muito diferente ter um especialista que identifique seus fatores perpetuantes específicos e explique quais técnicas os melhorarão. Existem fórmulas matemáticas para saber quanto tempo passar na cama, considerando seus padrões específicos de sono, e a melhor meia hora do dia para tirar uma soneca, se achar necessário. Essas fórmulas, técnicas e intervenções personalizadas só podem ser obtidas por meio de consultas com um clínico profissionalmente treinado. Nunca é demais incentivá-lo a buscar tratamento comportamental para insônia se estiver sofrendo com isso — pode ser um ponto de virada na cura após uma perda.

Benefícios do tratamento da insônia além da terapia do luto

Há um motivo adicional para procurar tratamento para insônia, mesmo que você já tenha um grupo de apoio ou esteja fazendo terapia relacionada ao seu luto. Em primeiro lugar, em um grande estudo que realizei com as colegas holandesas Maud de Feijter e Annemarie Luik, e também Brian Arizmendi da Mayo Clinic, descobrimos que ter insônia antes da morte de um ente querido aumentava as chances de desenvolver transtorno do luto prolongado.[8] Portanto, não só o luto pode causar insônia como já ter insônia também pode dificultar o luto. Em segundo lugar, em vários estudos documentou-se que, mesmo após as pessoas com transtorno do luto prolongado terem concluído com sucesso o tratamento psicoterápico, a falta de sono pode persistir.[9] Ou seja, mesmo depois de os sentimentos de saudade terem diminuído e novas habilidades para lidar com as ondas de luto terem sido desenvolvidas, a insônia pode continuar sendo um problema. A boa notícia é que, após o tratamento com

TCC-I, 100% das pessoas enlutadas disseram que recomendariam essa intervenção breve para obter orientação sobre como reestruturar sua programação de sono e vigília.[10]

As anormalidades do sono trazem os próprios riscos à saúde, mesmo que não estejam relacionadas às consequências médicas do luto. Surpreendentemente, embora dormir muito pouco em média (menos de cinco horas) esteja associado a uma saúde ruim, dormir muito (oito horas e meia ou mais) também está. Uma forma de os pesquisadores avaliarem a boa saúde é considerar a saúde combinada de vários sistemas fisiológicos, incluindo os sistemas cardiovascular, imunológico, metabólico de lipídios, metabólico de glicose, simpático, parassimpático e hipotalâmico-hipofisário-adrenal. Isso às vezes é chamado de "índice de risco biológico multissistêmico". Colegas da UCLA, incluindo Michael Irwin, Jude Carroll e Teresa Seeman, demonstraram que tanto dormir poucas quanto muitas horas regularmente estão associados a um funcionamento multissistêmico pior do corpo.[11] Os dados para essa conclusão vêm de um estudo longitudinal com mais de mil participantes, chamado de estudo Midlife Development in the United States (MIDUS).

Embora o número excessivo e o número insuficiente de horas de sono relatados no estudo tenham sido associados a uma regulação fisiológica mais fraca, a quantidade de horas que dormimos é diferente da qualidade do sono. A qualidade do sono é a sensação de ter dormido bem, uma sensação subjetiva do quanto o sono foi. Em comparação a uma duração de sono normal (entre seis horas e meia e oito horas e meia), todos os indivíduos com sono curto relataram uma qualidade ruim. No entanto, em pessoas com sono longo, somente aquelas que relataram qualidade ruim apresentaram risco biológico multissistêmico. Por exemplo, eu seria considerada uma pessoa de sono longo — e sempre tive esse tipo de sono durante toda a minha vida. Fico melhor quando durmo cerca de nove horas. Isso não é necessariamente ruim para minha saúde, porque subjetivamente sinto que todas as minhas horas de sono são de boa qualidade. No entanto, se você fica na cama por oito horas e meia ou mais, mas não está dormindo bem durante esse período, isso pode ser um problema de saúde e vale a pena procurar tratamento.

O que comer

A alimentação é outro comportamento que fica completamente descontrolado após a morte de um ente querido. Muitas pessoas enlutadas perdem peso, e os adultos viúvos fazem mais refeições sozinhos, comem mais lanches e fazem menos refeições caseiras do que os casados.[12] Depois que minha mãe morreu, meu pai ficou famoso por convidar todos os viúvos de minha cidade natal para jantar aos domingos. Ele e eu geralmente conversávamos ao telefone nesse dia, depois que ele ia à missa, e ele me contava o que estava em promoção no supermercado naquela semana, o que levava aos seus deliciosos frangos ou costeletas de porco feitas em uma panela elétrica de cozimento lento. Meu pai preparava refeições básicas e saborosas para os viúvos, o que fez muitos deles aprenderem sobre o esforço e a atenção necessários para desenvolver habilidades culinárias e que a combinação de cozinhar e comer com a socialização pode tornar essas tarefas mais agradáveis.

O casamento está associado a uma saúde melhor para os homens, como os amigos de meu pai, mas sabemos que também tem um impacto sobre as mulheres. Em um estudo longitudinal com mais de 80 mil participantes, aquelas que ficaram viúvas ou se divorciaram perderam peso, em comparação às que permaneceram casadas.[13] As mulheres pulavam refeições regulares depois de perder o cônjuge ou parceiro e comiam menos vegetais em relação às que permaneceram casadas. Padrões semelhantes são observados em outros comportamentos de saúde: as casadas também fizeram mais exames de mamografia, exercícios e abstinência de fumo. Entretanto, o futuro das viúvas divergiu, dependendo do que aconteceu em seguida na vida delas. Em um acompanhamento de quatro anos, as que se casaram de novo recuperaram um peso saudável, em comparação às que permaneceram solteiras. A vida de casada pode trazer padrões regulares de refeições e um aumento na ingestão de alimentos por meio de interações sociais, embora não seja a única maneira de desenvolver novos padrões alimentares.

Você talvez pense que perder peso é bom para a saúde, mas o luto como causa da perda de peso geralmente não é saudável. No luto, os padrões de alimentação mudam para pessoas de todas as idades, mas a nutrição desempenha um papel importante na saúde e na longevidade dos idosos. De fato, a perda de peso em geral é um sinal de má nutrição. As pessoas mais velhas que perdem peso têm menos probabilidade de recuperá-lo em comparação às mais jovens. Em um estudo realizado em Pittsburgh, 57 idosos que tinham ficado viúvos nos últimos seis meses foram comparados ao mesmo número de idosos casados. A perda de peso foi maior no primeiro ano de viuvez, mesmo quando se ajustou o peso inicial.[14] Os participantes viúvos perderam cerca de dois quilos em média, mas algumas viúvas perderam até dez. Nem todos emagreceram após a morte do cônjuge — o funcionamento cognitivo superior protegeu contra a perda de peso, apontando para a ideia de que aprender a fazer compras, cozinhar, preparar refeições e comer são tarefas existentes na nova realidade após uma perda significativa.

Aprendendo o que funciona para nós

Quando analisamos as mulheres que ficaram viúvas há mais de três anos, em comparação às viúvas mais recentes, constatamos que a maioria encontra o caminho para estabelecer novos padrões.[15] Esse fato aponta para a resiliência das pessoas enlutadas, mas também indica que devemos reforçar o apoio àquelas que têm dificuldades durante essa transição. Como costuma acontecer a transição dos padrões alimentares? Entrevistas aprofundadas realizadas pela pesquisadora canadense Elisabeth Vesnaver, levaram à descoberta de que se trata de um processo de dois estágios, no qual as mulheres primeiro adotam novos padrões e depois estabelecem um sistema alimentar pessoal que funciona para elas.[16]

Tomar decisões ao longo da vida leva ao desenvolvimento de preferências pessoais na hora das refeições. Contudo, além disso, os casais têm negociações complexas sobre quais alimentos consumir e em que quantidade, bem como sobre a preparação e o horário das refeições, feitas ao longo de seu relacionamento. Cuidar de um ente querido com doença terminal também pode mudar essas decisões e esses hábitos, e você talvez ache que as refeições se tornaram uma fonte significativa de estresse. Seja qual for seu histórico, o luto pode ser uma mudança no contexto social em que você come.

No estudo de Vesnaver, descobriu-se que a viuvez geralmente resultava em uma "suspensão" das obrigações relacionadas à alimentação como esposa, o papel mais comum (embora não universal) entre os casais. As viúvas reagiram aproveitando a oportunidade de comer de acordo com suas preferências pessoais ou com uma desorientação devido à perda dessas obrigações (um sentimento que reflete minha experiência após o divórcio). As viúvas recentes descreviam menos desejo de cozinhar para si mesmas e, consequentemente, pulavam refeições ou faziam escolhas menos saudáveis, mas as viúvas há mais tempo descobriram que tinham se adaptado e que sua situação alimentar se estabilizara.

O primeiro estágio após a morte de um cônjuge ou parceiro no estudo de Vesnaver incluiu a interrupção de todas as diferentes atividades associadas à preparação de alimentos e à alimentação, além da falta de interesse em comida em geral. Alguns participantes do estudo também caíram em um padrão de beliscar o tempo todo como forma de enfrentamento, que reconheceram ser diferente de fazer conscientemente pequenas refeições ao longo do dia. As pequenas refeições, quando usadas como uma opção, tendiam a substituir a estrutura de três refeições por dia, em vez de interferir nela. Os beliscos, por outro lado, eram reconhecidos como uma forma de enfrentamento relacionada ao humor, em geral para preencher longas tardes ou noites passadas sozinhas. Na maioria das vezes, as viúvas consideravam esse primeiro estágio como temporário, e ele não condizia com seus valores de saúde e autocuidado. Essa fase de ruptura às vezes se sobrepunha ao início do segundo estágio, de estabelecimento de seu novo sistema alimentar.

No segundo estágio, houve um reconhecimento crescente do desalinhamento entre seu comportamento alimentar e o que valorizavam. Elas descreveram a percepção do quanto seus novos padrões alimentares diferiam dos anteriores ou até mesmo das normas sociais relativas às refeições, às vezes a partir de comentários de outras pessoas. O sistema que cada uma acabou desenvolvendo era único para si mesma e para sua situação. Algumas dependiam mais de alimentos preparados e congelados, em resposta ao fato de não gostarem de cozinhar refeições elaboradas. Outras se concentravam mais no lado social das refeições, criando redes que lhes permitiam comer com outras pessoas ou desenvolvendo um relacionamento com uma "família" de funcionários em um restaurante local.

Muitas participantes descreveram um momento crucial no qual decidiram que precisavam assumir o controle de sua vida, incluindo as necessidades físicas, mas também as ligadas à saúde emocional e até financeira. Minha avó descreveu um momento como esse depois que meu avô morreu, quando ela ainda era jovem. Ela contava uma história de estar sentada ao lado da cama e pensar: *Bem, você pode afundar ou pode nadar. E você vai nadar*. Ela se tornou uma *dinner lady*, como os britânicos chamam a funcionária que serve o jantar no refeitório de uma escola local. No estudo de Vesnaver, a constatação do divisor de águas levou a um ajuste na forma como as viúvas abordavam as refeições ao longo do tempo, passando de um sistema projetado para satisfazer as necessidades do casal para outro em que se obtinha e se desfrutava da comida por conta própria.

Solidão

As pessoas enlutadas nos grupos focais de Chirinos identificaram o papel da solidão em suas dificuldades de lidar com o sono, e os participantes de Vesnaver identificaram o papel da solidão em suas dificuldades de lidar com a alimentação. A solidão é um problema significativo no luto, embora seja diferente do anseio específico pelo ente querido. O que quero explicar é que, quando pessoas viúvas têm amigos ou filhos adultos de quem são próximas, sentem-se menos solitárias. No entanto, a ausência da solidão não reduz a saudade que sentem do parceiro falecido. A solidão e o luto por um ente querido são distintos, mas a primeira é um problema que pode surgir no contexto do segundo.

Solidão é diferente de simplesmente estar só. Como disse um dos participantes do grupo de discussão de

Chirinos: "Estou sozinho neste apartamento agora e, por isso, estou meio que lidando com... Fica tão silencioso no fim do dia". Esse sentimento subjetivo de solidão é diferente do isolamento social objetivo, pois nem todos se sentem solitários, mesmo quando estão sozinhos, mas o isolamento aumenta a oportunidade de desenvolver a solidão. Ela é muito comum no primeiro ano de luto e é relatada como uma das partes mais angustiantes desse processo. Para a maioria das pessoas enlutadas, a solidão diminui com o tempo, o que aponta para a dificuldade única e desafiadora da solidão crônica. Da mesma forma, a solidão crônica tende a prolongar o luto e contribui para uma depressão maior.

A cultura norte-americana desenvolveu crenças sobre a solidão que podem dificultar a resolução dos sentimentos acerca dela. Muitos sentimentos negativos, como fome ou dor, motivam nosso comportamento para aliviar esse estado desagradável. Geralmente, esses motivadores estão ligados às necessidades de sobrevivência, como comida e água, mas às vezes deixamos de reconhecer que a conexão social também é necessária para a sobrevivência. Sob essa perspectiva, a solidão é apenas um sinal de que precisamos estar com outras pessoas, da mesma forma que a fome é um sinal de que precisamos de alimento. Sabemos até que o cérebro codifica esses sentimentos motivadores de forma semelhante, devido a um estudo de neuroimagem que privou os participantes de comida ou interação social por dez horas. Quando eles observaram imagens em um exame de ressonância magnética, as mesmas regiões do mesencéfalo foram ativadas em pessoas famintas que viram imagens de comida e em pessoas solitárias que viram interações sociais.[17]

No entanto, nossa cultura muitas vezes percebe nossa solidão como um fracasso ou uma falha, em vez de uma informação sobre nosso estado atual. Aqui, a analogia com a fome também é útil. Por exemplo, quando estou me sentindo solitária, eu me sento no sofá e penso: *Odeio essa sensação. Por que estou tão solitária? O que há de errado comigo? Por que meus amigos não ligam?* Contudo, quase nunca me sento no sofá e penso: *Por que estou com tanta fome? O que há de errado comigo?* Em vez disso, eu simplesmente me levanto e como algo!

Como a conexão social é uma necessidade constante dos seres humanos, a solidão é previsível. A fome também. Como sabemos que sentiremos fome, fazemos compras no supermercado antes disso. Até dedicamos tempo para fazer uma lista e planejar o que vamos precisar e querer comer na semana seguinte. Entretanto, quantos de nós dedicam tempo para fazer uma lista de conexões sociais para a semana? Como vamos atender às nossas necessidades sociais para que, quando nos sentirmos solitários, possamos nos lembrar de que há planos nos esperando?

Quando uma pessoa percebe que está solitária e consegue procurar outras para se conectar, ela se sente melhor. Contudo, quando não consegue encontrar uma conexão social depois de se sentir solitária, repetidas vezes, ela acaba passando de uma solidão aguda para uma solidão crônica. Também observamos essa mudança de comportamento em outros animais sociais, e não apenas nos seres humanos. Os animais se tornam mais agressivos ou retraídos quando estão isolados, mesmo quando mais tarde lhes é oferecida a oportunidade de socializarem. A desvantagem da solidão crônica é que, uma vez nela, a motivação para procurar outras pessoas diminui. É mais difícil lidar com a solidão crônica.

Quando estamos cronicamente solitários, nas pesquisas, mostra-se que prestamos mais atenção aos aspectos negativos de nossas interações sociais. Lembramos mais os aspectos negativos de eventos sociais anteriores. Temos mais expectativas negativas em relação às próximas interações sociais. E, como temos expectativas negativas, é mais provável que nos comportemos de forma a diminuir a satisfação social quando nos encontramos com os outros — uma profecia que se cumpre e se completa. Infelizmente, isso também significa que apenas reunir pessoas cronicamente solitárias pode não resultar em prazer ou em novas amizades. Em estudos sobre uma série de diferentes intervenções contra a solidão, mostra-se que as intervenções devem abordar os pensamentos negativos sobre interações sociais que se desenvolvem na solidão crônica. Quem sofre de solidão crônica pensa: *Não vou gostar disso. Essas pessoas não estão interessadas de verdade em mim. Não vale a pena gastar meu tempo e minha energia para fazer o esforço de conhecê-las melhor; elas provavelmente serão uma decepção.* Ou: *Se elas quisessem mesmo passar um tempo comigo, ligariam. Não vou entrar em contato com elas se não me procurarem primeiro. Por que deveria depender de mim?* As intervenções que abordam em específico esses pensamentos e previsões negativos são empiricamente mais eficazes do que apenas aumentar as oportunidades de socialização ou até mesmo ensinar habilidades sociais.

Há algumas coisas que podemos fazer para aumentar nossa capacidade de evitar que a solidão aguda se transforme em solidão crônica, mesmo durante o luto, um momento em que podemos nos sentir naturalmente desconectados das pessoas ao nosso redor. Em pesquisas realizadas pela psicóloga Kristin Neff, demonstra-se que sermos gentis conosco mesmos nos permite sentir que somos dignos de ser amados.[18] O trabalho voluntário nos envolve com outras pessoas que têm interesses em comum e objetivos significativos, o que em geral facilita as interações sociais. Ver outras pessoas em um horário regular (como um café ou almoço semanal) evita que tenhamos de superar a ansiedade social que frequentemente sentimos ao convidar alguém. Ter conversas significativas aumenta o prazer das interações sociais, em comparação a jogar conversa fora. (Se depois de uma conversa não soubermos mais nada sobre o outro do que sabíamos antes, foi jogar conversa fora.)[19] Por fim, ver as pessoas cara a cara, sem as distrações de telefones ou telas, costuma ser mais gratificante. Estar cara a cara não significa necessariamente que vocês tenham de se sentar um em frente ao outro e se olharem nos olhos; pode significar fazer uma caminhada juntos ou qualquer interação durante a qual a outra pessoa tenha toda a sua atenção. A interação social cria oportunidades para comer e também estimula a vigília, o que pode nos ajudar a dormir à noite. Passar um tempo significativo com outras pessoas não apenas alimenta nossa necessidade de conexão social como também ajuda a regular o apetite e o sono.

Luto e sexo

Uma mudança não muito considerada no luto é o sexo. No entanto, acho que essa mudança em nossa experiência pode ser difícil de entender. Algumas pessoas sentem desejo de transar logo após a morte de um ente querido (embora eu não tenha conhecimento de nenhuma pesquisa sobre esse assunto), o que parece muito incongruente quando se está sentindo tanta dor (pelo menos em nossa cultura). Entretanto, temos de lembrar o quanto nossos hormônios mudam quando passamos por uma perda, e isso pode ajudar a dar mais sentido a esse desejo. As pessoas fazem sexo por uma variedade de motivos, e todos podem afetar nosso comportamento sexual nos meses seguintes. Algumas pessoas fazem sexo porque é reconfortante, e acho que essa é uma necessidade óbvia para muitos que estão sofrendo. Outras fazem sexo para se conectar com alguém, uma experiência que pode ser afrontosa para a vida em meio ao que pode ser uma angústia profunda e existencial. Em contrapartida, muitas pessoas não têm desejo sexual durante o luto. Em minha experiência, após a perda da minha mãe, eu não conseguia entrar em contato com a experiência interior do meu corpo físico, o que geralmente é um pré-requisito para fazer sexo.

Por outro lado, quero mencionar uma experiência relatada pelo famoso psiquiatra Irvin Yalom no livro *Uma questão de vida e morte*.[20] Outras pessoas podem achar isso estranho, e Yalom se viu totalmente perplexo com a própria experiência. Em um capítulo intitulado "Sexo e luto", ele descreve pensamentos sexuais obsessivos sobre mulheres em geral e mulheres que conheceu após a morte de sua esposa, com imagens poderosas e persistentes. Fala de um desejo avassalador e, em seguida, uma vergonha intensa, já que amava a esposa e se sentia completamente desolado. Ele não tinha vontade de "seguir em frente" e descreve de forma emocionante seu sofrimento, seu anseio pela esposa. Chega a pesquisar a literatura científica para encontrar uma razão para seu súbito e poderoso desejo sexual, mas não encontra nenhum resultado. Embora eu também não tenha estudos científicos para compartilhar, acho que as mudanças hormonais após a perda e as mudanças na neurobiologia do apego fazem esses pensamentos e sentimentos sexuais parecerem mais compreensíveis.

Uma experiência relacionada ao luto é a privação do toque, às vezes chamada de "fome de pele". Privação do toque é exatamente o que parece: a necessidade biológica insatisfeita de toque humano e contato físico. Já ouvi viúvas descreverem esse fenômeno, mas acho que deve ser comum também em outros grupos. O interesse por essa experiência de privação do toque cresceu durante a pandemia de Covid-19, devido ao aumento da experiência de distanciamento social e isolamento em todo o mundo. Um estudo realizado na Itália investigou o toque positivo (ou seja, abraços, beijos, carícias, mãos dadas) em quase mil pessoas durante a pandemia e descobriu que a frequência de abraços com um parceiro de coabitação estava associada a sintomas de depressão significativamente menores.[21] Uma descoberta semelhante foi relatada nos Estados Unidos. Os autores apontam para a constatação pré-pandêmica de que abraços frequentes entre cônjuges/parceiros estão associados a uma pressão arterial mais baixa e a níveis mais altos de oxitocina.[22] Como o luto do cônjuge compartilha o impacto da privação do toque físico com um parceiro, a experiência angustiante da fome de pele talvez funcione por meio de mecanismos semelhantes.

A INTERAÇÃO ENTRE SAÚDE FÍSICA E MENTAL

Quando pessoas idosas enlutadas monitoram consistentemente sua ingestão calórica, tendem a relatar uma sensação de maior energia. Dormir cerca de seis horas e meia a oito horas e meia por noite nos meses após a perda é um indicador de melhor saúde social e emocional.[23] Fico impressionada com o fato de que as perguntas que um médico de atenção primária pode fazer a um paciente enlutado podem demonstrar muito cuidado e interesse, se ele indagar genuinamente sobre as mudanças ocorridas na alimentação e no sono. Médicos e enfermeiros podem fornecer boas informações sobre a normalidade da disrupção que ocorre após a perda. Podem oferecer a garantia de que a maioria das pessoas enlutadas se adapta com o tempo, mas também sugerir uma consulta de acompanhamento para rediscutir esses assuntos se os padrões saudáveis não forem restabelecidos.

A interação entre saúde física e mental é fundamental. O luto revela que os pensamentos, os sentimentos, o comportamento e o corpo físico são um sistema único e afetam um ao outro de forma interdependente.[24] Ao reconhecer que o corpo e a mente não existem de forma isolada, podemos usar nossos pensamentos e sentimentos, nosso comportamento e nosso corpo físico como alavancas para melhorar a adaptação contínua e criar uma vida mais saudável. Podemos desejar com toda a força que essa perda em nossa vida nunca tivesse acontecido, mas a realidade é que estamos em uma nova existência. É melhor nos empenharmos em estabelecer novos hábitos saudáveis nessa nova vida, apesar de ser uma oportunidade indesejada.

Aceitar como você se sente, mas fazer o que você valoriza

É importante distinguir sua situação da forma como você está *se sentindo* em relação a ela. Além disso, é bom reconhecer e legitimar o que você *quer fazer* em resposta, mas diferencie isso do que você de fato *fará*. Por exemplo, a situação pode ser a hora de ir para a cama de acordo com a programação planejada. Você pode estar apreensivo, não querendo enfrentar o tempo sozinho com seus pensamentos sem distrações, preocupado com a possibilidade de sentir tristeza e solidão. Todos esses sentimentos são legítimos, simplesmente a realidade de sua posição. Dizer: "Eu não deveria me sentir assim; é bobagem" não muda o fato de você se sentir assim. A consciência de como você está se sentindo é necessária para entender a nova realidade que está vivendo. Dizer: "Não posso ir para a cama agora porque me sinto assim" não faz distinção entre o que você quer fazer e o que você escolhe fazer.

Saber que você não quer ir para a cama é uma informação importante que pode ser usada para traçar estratégias para o futuro. Talvez você possa resolver problemas, pois a realidade é que não quer ir para a cama. Uma boa amiga, cujo marido morreu no quarto do casal, recebeu a visita de familiares e amigos para pintar o cômodo de novo, reorganizar os móveis e presenteá-la com roupas de cama novas. Ela conseguiu associar o fato de ir para a cama com essa lembrança reconfortante de apoio, e não com as lembranças angustiantes anteriores. Outra amiga começou a dormir com um travesseiro de corpo, o que achou muito reconfortante. Outra ainda começou a usar um aparelho de som, porque podia esperar ansiosamente por sons suaves da natureza que a lembravam de sua infância e a ajudavam a não ruminar quando se deitava.

Contudo, resolver problemas é para o dia, e não para o momento em que você está indo dormir. Você já definiu qual é a situação e como se sente. Ainda tem a opção de seguir um plano que criou, mesmo sem vontade, mas precisa ter um motivo. Você pode dizer a si mesmo: *Eu realmente não quero ir para a cama agora, mas sei que, no longo prazo, estabelecer um bom hábito de sono é fundamental para que me sinta melhor. Vou me levantar e ir para a cama, porque* quero me sentir melhor no longo prazo, *mesmo que isso signifique que eu precise superar minha inércia agora*. Às vezes, é mais fácil recorrer ao seu melhor eu: *A futura Mary-Frances quer que eu vá para a cama, e eu confio nela. Tudo bem, estou indo...*

Especialmente aqueles que faziam compras, cozinhavam e planejavam refeições para a família podem ter a habilidade de desenvolver novos hábitos alimentares, mas não estarem acostumados a aplicá-los a si mesmos. Pode ser útil considerar não o *que eu quero comer*, mas *o que Mary-Frances precisa comer.* Essa perspectiva ligeiramente diferente nos tira de nós mesmos para fazermos melhores escolhas a partir de nosso eu ideal mais sábio. Mesmo que a pessoa esteja optando por beliscar para acomodar uma diminuição do apetite, fazer as compras sob a perspectiva de seu eu mais sábio pode levá-la a fazer escolhas mais saudáveis.

Essa abordagem pode ser usada em qualquer situação nova em que você se encontre:

Situação: *Fui convidado a participar de uma campanha por uma causa que considero digna.*

Sentimento: *Estou cansado demais para lidar com as pessoas depois do trabalho.*

O que você *quer* fazer: *Quero ignorar o convite. Não quero ir. Mas me sinto mal por não querer ir depois de eles terem se esforçado tanto, e é por uma causa digna.*

Eis a questão: *O que eu realmente faço é um reflexo de mim, de quem eu sou, de meus valores, objetivos e propósito. É algo exclusivamente meu, e ninguém mais pode saber qual é a decisão certa para mim.*

Você pode decidir: *Eu vou de qualquer maneira, mesmo que não esteja com vontade, porque minha meta é passar mais tempo socializando.*

Ou você pode decidir: *Estou muito cansado e valorizo meu tempo de descanso, mesmo entre outros valores que tenho. Ainda que não entendam, estou priorizando meu descanso. Nenhuma dessas razões é motivada por culpa ou pelo que os outros vão pensar de mim, mas por meus valores, meu objetivo ao abordar essa situação.*

Os pensamentos que surgem em torno de uma escolha que você "deveria" fazer podem levar à consciência de que as motivações para isso podem ser diferentes das motivações para o que você tem vontade de fazer. Esse autoconhecimento ajuda a elucidar quem você é. Sentir essa autenticidade é uma fonte de força. Você pode fazer uma escolha depois de entender seus sentimentos e motivações contrários, e basear essas decisões *não* no que deve fazer *nem* em como se sente no momento, e sim no que mais valoriza. Esse processo requer tempo para reflexão e, às vezes, se beneficia de um ouvido amigo, alguém que não quer lhe dar conselhos, mas tentar entender sua gama de sentimentos. Evitar situações, ou evitar sua mistura de sentimentos, não ajuda a longo prazo.

Liberdade de *versus* liberdade para

Gostaria de elucidar que, no luto agudo, nos dias e nas semanas após a morte de um ente querido, nosso corpo está apenas reagindo à perda. Nossas reações iniciais não são por escolha própria, e não temos controle sobre os níveis de cortisol ou de motivação, sobre chorar ou não chorar. A longo prazo, aprendemos a nos regular outra vez, mas esse é um processo lento e intermitente. A regulação não pode ser forçada; não podemos nos obrigar a dormir ou a ter apetite, mas podemos estabelecer as condições que tornam mais provável uma autorregulação nova e saudável, assim como usaríamos um gesso e muletas para apoiar a cura de uma perna quebrada. Acreditar que somos responsáveis pelas ondas de tristeza que nos fazem não querer ir para a cama ou preparar o jantar é como nos sentirmos responsáveis por nosso cabelo não crescer mais rápido ou por nosso osso quebrado não se recompor mais rápido. A cura física e o crescimento, mesmo após uma perda, são processos naturais de longo prazo. No entanto, muitas vezes não damos para nosso luto o mesmo tempo que daríamos para nos curarmos de lesões físicas.

Nos meses e anos após a morte de um ente querido, podemos perceber que estamos tendo dificuldades com a liberdade de saber o que fazer em seguida. Em seu livro de 1941, apropriadamente intitulado *Medo à liberdade*, o psicólogo Erich Fromm descreveu uma distinção que me tocou quando eu estava sofrendo com a morte de minha mãe.[25] Quando ela faleceu, eu me senti livre de suas necessidades, de minhas interações difíceis com ela, mas demorou muito tempo até que eu percebesse que o desafio para mim era como administrar a liberdade de fazer minhas escolhas sobre o que fazer, quem ser, como viver. Em muitos sentidos, voltei-me à familiaridade de atender às necessidades dos outros, de tomar minhas decisões sobre o que fazer por meio do que eles precisavam de mim. Nos meses após meu divórcio e a morte de meu pai, novamente me vi com dificuldade de saber como queria viver, com a pesada liberdade de fazer o que achava ser a escolha certa para mim. Somos livres e responsáveis por criar a vida que funciona para nós, dentro das restrições que todos enfrentamos, inclusive apetite, insônia, tristeza e todas as coisas que são verdadeiras em nossa realidade atual.

9
Consciência, atenção, intenção e propósito

Já mencionei que sou divorciada, mas o que não expus é que nunca tinha vivido sozinha antes disso. O luto pelo fim de um relacionamento, seja por morte, seja por divórcio, ainda exige que se descubra como agir no mundo sem aquele parceiro. Precisamos aprender o que significa estar sem a pessoa que sempre achamos que estaria presente, mesmo que o rompimento tenha sido uma decisão nossa. O luto se refere não apenas à perda que aconteceu como também a como é a vida agora, na nova e dolorosa realidade. Aos quarenta anos, depois de dezessete anos de casamento, cheguei em casa e encontrei um apartamento silencioso. Eu o odiava. Eu o receava. Eu o temia. A magnitude de minha ansiedade quando estava sozinha me fazia sentir como se estivesse enlouquecendo. Como uma adulta bem-sucedida podia ficar tão apavorada?

Um aspecto específico dessa experiência me deixou preocupada com meu estado mental. Quando chegava em casa depois do trabalho, tinha uma experiência bizarra de que, se eu não tivesse ninguém a quem contar sobre os acontecimentos do meu dia, era quase como se eles não tivessem acontecido. Tinha a sensação de que, sem falar sobre esses pequenos incidentes com minha ex-mulher, era como se eles não fossem reais, quase como se eu não existisse. Era uma sensação que eu nunca tinha ouvido ser descrita em todos os meus anos como psicóloga. Você pode imaginar minha surpresa quando, nove anos depois, li *Uma questão de vida e morte*, de Irvin e Marilyn Yalom, e Irvin descreveu uma experiência semelhante após a morte de Marilyn, sua esposa. Ele tem décadas de experiência trabalhando como psiquiatra. Aos 88 anos, também se viu morando sozinho pela primeira vez. Ele escreveu:

> Quando assisto a um excelente programa de TV, fico ansioso para contar a Marilyn sobre ele, mas sempre preciso me lembrar de que Marilyn não *existe* e que esse programa de TV, esse floco de vida, é valioso e interessante, mesmo que Marilyn nunca o compartilhe... *Não* estou me referindo à solidão. É uma questão de aprender que algo pode ter valor, interesse e importância, *ainda que eu seja o único a vivenciá-lo, ainda que eu não possa compartilhá-lo com Marilyn*.[1]

Meu medo não era apenas o de estar sozinha, no sentido tradicional de temer o que poderia acontecer comigo. Como na minha juventude, tinha dificuldade de identificar o que era tão assustador, o que fazia meu coração disparar e o pavor aumentar. Em muitas noites de angústia, eu andava apressada pela minha nova vizinhança, tentando acompanhar o ritmo acelerado do meu coração. Em uma conversa com meu querido amigo e mentor Al Kaszniak, enfim desabafei: "Parece loucura, mas tenho medo de ficar sozinha na minha mente". Felizmente, com sua experiência como professor de meditação budista de longa data e sua profunda compaixão, ele me disse que talvez isso não fosse tão surpreendente, que muitos seres humanos haviam enfrentado esse tipo de medo existencial. Com sua tranquilidade, percebi que começar a meditar de forma mais disciplinada poderia me permitir enfrentar esse medo com a orientação de professores e de uma tradição que, por milhares de anos, estudou o fato de estar sozinho na mente. Claro que meu primeiro impulso seria simplesmente entrar em um novo relacionamento para acalmar meu medo, mas tanto minha irmã quanto minha melhor amiga me proibiram explicitamente de namorar por pelo menos seis meses!

A paz pode ser encontrada no momento presente

Após meu divórcio, tive a sorte de participar da Escola de Verão da Sociedade Budista, um retiro de uma semana realizado no interior da Inglaterra. Meditadores novatos e experientes se reúnem, assistem a palestras e meditam várias vezes ao dia. Estar sozinho em sua mente enquanto muitas pessoas ao seu redor também estão sozinhas na delas traz uma sensação de apoio. Lembrei-me com frequência das reuniões dos quakers e fiquei impressionada com o impacto que muitas pessoas — juntas, mas atentas à sua mente — podem ter. A sensação de ouvir era familiar, embora agora eu tivesse mais a sensação de que estava ouvindo minha mente e meu corpo, o espaço em que meus pensamentos, meus sentimentos e minhas sensações surgiam. Meditar em conjunto como uma comunidade não é o mesmo que passar um tempo sozinha, mas compreender como minha mente funcionava e diminuir o medo que eu sentia me permitiu passar um tempo com meus pensamentos e sentimentos de uma nova maneira quando estava sozinha. Aprender a me concentrar em contar minhas respirações e deixar de lado qualquer outra coisa que surgisse na minha mente parecia extraordinariamente simples e quase impossível.

Ouço muitas pessoas enlutadas dizerem: "Não consigo me livrar desses pensamentos". Minha experiência mostra que não é possível fazer isso. No lugar, podemos descobrir que os pensamentos só vêm até nós, aparentemente do nada, e também seguem em frente se lhes dermos tempo e não ficarmos envolvidos demais em seu conteúdo. Podemos encará-los como apenas pensamentos, como nuvens que passam no céu ou carros seguindo pela rua. *Ah, tem um carro azul. Agora ele passou e veio outro. Esse é vermelho. Agora tenho um pensamento sobre minha última briga com minha ex-mulher. Agora esse pensamento passou, e eu tenho um pensamento sobre se meu telhado precisa ser substituído.* Ao encarar os pensamentos apenas como acontecimentos que surgem na mente, sem lhes dar nenhuma importância especial (*Aaah! Preciso pensar sobre isso! Preciso resolver isso!*

Preciso discutir sobre isso!), é mais fácil sentir que eles estão sendo abandonados. Pode parecer uma forma estranha, quase não gramatical, de apresentar, mas é justamente essa sensação. Não sou *eu* que os estou deixando ir embora, e sim os pensamentos que vêm e vão em minha mente por conta própria. Contudo, posso ajudar a criar as condições para que eles não permaneçam. Parte da criação dessas condições em minha mente é ter uma prática regular de meditação, para experimentar repetidas vezes o abandono dos pensamentos quando percebo que me distraí com eles. E, repetidas vezes, voltar a contar minhas respirações sempre que me dou conta de que não estou no momento presente.

Aprendi muitas coisas durante a escola de verão, mas uma em particular me causou um grande impacto. Os budistas enfatizam a ideia da prática diária. Isso significa que a atenção ao momento presente não é apenas para quando você está meditando, sentado em uma almofada. Você pode estar no momento presente durante o dia todo, em qualquer momento. Mais tarde, eu também aprenderia sobre a ideia de *samu* ou prática de trabalho: meditação em meio à atividade. Em geral, isso significa realizar tarefas mundanas, como lavar pratos ou cortar legumes, mantendo-se completamente atento à atividade. Em vez de se concentrar na respiração, você apenas se concentra na atividade pretendida, mas, de novo, deixando de lado qualquer outra coisa que surja em sua mente. É óbvio que, como isso é quase impossível no início, você simplesmente pratica o retorno ao momento presente repetidas vezes, lembrando-se de que essa é sua intenção. É mais fácil praticar com algo simples, como tarefas domésticas ou atividades físicas que focam no momento presente, como sentir a água passar do copo para o pano de prato enquanto você o seca.

Observar essa mudança constante também é a razão pela qual se concentrar na respiração é uma boa prática, já que sua respiração está sempre mudando no momento presente, um movimento físico à medida que seu peito se expande e depois se esvazia. Conforme fui melhorando minha capacidade de permanecer no momento presente para as tarefas, percebi que poderia tentar aplicar esse mesmo estado de espírito *samu* ao meu trabalho acadêmico — poderia tentar permanecer presente com o notebook no qual estava digitando ou ficar totalmente atenta ao que estava dizendo no momento em uma aula, em vez de ensinar no piloto automático. Isso é muito mais difícil, pois uso minha mente para muitas coisas quando trabalho (lembrar, ouvir, gerar ideias), mas o retorno contínuo ao momento presente, quando me lembro de fazê-lo, torna o trabalho que estou realizando mais significativo, mais intencional. Também me permite momentos de descanso ao longo do dia, quando faço uma pausa para voltar a me concentrar na respiração, e isso muda drasticamente a quantidade de energia que gasto com medo e tristeza.

Seu gasto de energia provavelmente é diferente

O impacto do luto pode contornar nossa consciência, pressionando nosso coração e provocando nossas células imunológicas. Embora o luto esteja presente em nosso subconsciente, talvez consigamos trazer à consciência as consequências físicas e emocionais da perda de nosso ente querido. O luto foi uma oportunidade para eu perceber que estava gastando minha energia com o medo de ficar sozinha e evitando qualquer possível ruptura em relacionamentos que pudessem me levar a ficar sozinha. Outras pessoas, ao sofrerem, aprendem coisas diferentes sobre como estão gastando sua energia. Um jovem descobriu que o pai lhe incutira o medo de que tirassem vantagem dele, a ideia de que a pior coisa do mundo era ser trouxa. Quando o pai morreu, ele percebeu o quanto gastava de energia tentando se manter constantemente em alerta, apenas para garantir que recebesse o que lhe era devido em qualquer situação. Até dirigir era desgastante, pois ele dedicava sua atenção para saber se os outros o fechavam e reagia quando inevitavelmente acontecia. Ele conseguia entender por que o pai queria passar esse valor para ele, era sua maneira de garantir que o filho não fosse prejudicado na vida. Contudo, após a morte do pai, ele percebeu que esse não era seu valor e que não era a maneira como ele queria gastar sua energia mental e física.

Outra mulher descobriu, após a morte do pai, que estava dedicando sua energia a se arrastar todos os dias para um trabalho que nunca quis e no qual não sentia nenhuma alegria. Seu pai queria que ela se tornasse advogada, e ela queria provar a ele que era capaz e deixá-lo orgulhoso, mas ela nunca quis ser advogada por nenhum motivo verdadeiro. Sua motivação foi reprimida por camadas de obrigações, primeiro para com o sonho do pai e depois para com a família, que desfrutava de seu salário. No entanto, reprimir essa motivação exigia energia e, além disso, ela não tinha o benefício restaurador de sentir que seu trabalho era importante. Sua saúde foi prejudicada, e ela sempre esteve abaixo do peso. O luto e a ausência da proximidade genuína de seu relacionamento com o pai foram difíceis para ela, mas trouxeram liberdade para fazer algo diferente na vida. Ela se tornou instrutora de ioga, e sua saúde, sua energia e seu senso de propósito melhoraram.

Quanto a mim, sem a forte sensação de que eu estava bem do jeito que era (mesmo sozinha), eu era constantemente puxada em uma direção ou outra, como uma bola de pinball. Ao aprender como minha mente funcionava, consegui me sentir mais equilibrada. Não me entenda mal — em alguns dias sou melhor nisso do que em outros. Contudo, tenho mais consciência de quando minha energia está sendo desperdiçada em pensamentos que não me ajudam, em diálogos internos que impedem a consciência de onde estou agora.

Aprendi, com meses de meditação diária após a Escola de Verão da Sociedade Budista, que há três tipos de pensamento que tenho dificuldade de abandonar. São eles: (1) quando sinto que houve uma ruptura em um relacionamento próximo; (2) quando me sinto moralmente indignada com algo que aconteceu; e (3) quando tenho o que parece ser uma nova ideia incrível. Esse é um ótimo exemplo de como até algo que consideramos uma coisa boa (eureca! descoberta!) ainda pode consumir nossos recursos energéticos. A capacidade de reconhecer e escolher se é o momento certo para seguir uma linha de raciocínio traz mais tranquilidade mental e equilíbrio entre mente e corpo, além de uma maior conexão entre eles.

Conectando a mente e o corpo por meio da conscientização

A ciência há muito tempo separa mente e corpo, mas ao investigar nossa experiência consciente percebemos que essa divisão não é precisa. Aprender a treinar nossa consciência pode nos ajudar aproveitar melhor essa interconexão. Um exemplo: em seu aniversário de cinquenta anos, minha irmã me convidou para fazer uma viagem de barco com ela. Fiquei muito feliz, embora nunca tivesse navegado no oceano. Os primeiros dias correram bem, mas, em um dia particularmente agitado, outro passageiro e eu ficamos com um enjoo brutal. Fomos para o convés, debruçando-nos para vomitar, uma experiência desconhecida para mim, pois sempre tive um estômago de ferro. Lembrei que haviam me dito para olhar para o horizonte se isso acontecesse, para permitir que meus sistemas visual e vestibular encontrassem um ponto de convergência. Surpreendentemente, funcionou. Se eu mantivesse minha atenção firme no horizonte, meu estômago se acalmava. Se permitisse que minha atenção se desviasse, meu estômago me avisava na mesma hora. Fiquei sentada no deque desse jeito por várias horas, usando toda a minha consciência para controlar a náusea. É lógico que eu não conseguia sentir conscientemente meu sistema vestibular; só sei que ele estava conectado ao meu sistema visual por meio da reação do meu intestino. É importante ressaltar que nada disso dependia de meus pensamentos, apenas do treinamento de meu foco. Meu corpo estava simplesmente reagindo ao mundo ao redor, e eu pude influenciar esse processo natural usando o poder de minha atenção.

De maneira semelhante, o luto é uma experiência física, e não apenas emocional. Não escolhemos que o luto surja nem sabemos quais dias serão agitados. E o processamento verbal não é a única maneira de reagir ao luto que surge no corpo e na mente. Permitir-se reservar um tempo para encontrar o equilíbrio mental pode nos ajudar nesses momentos em que sentimos que nosso intestino está todo revirado ou que há um nó apertado em nossa garganta. A pausa pode ser respirar profundamente e permitir que as sensações simplesmente existam. Essas sensações têm informações que não serão eliminadas, embora aprender a relaxar o corpo possa ajudá-las a desaparecer por si mesmas. Nosso corpo está tentando entender como estar no mundo sem essa pessoa que amamos, que ajudava a regular nosso corpo, e precisamos de tempo, experiência e atenção para isso.

Na verdade, nosso foco verbal pode, às vezes, piorar as experiências dolorosas. Outro exemplo que posso oferecer é o de lidar com dores agudas nos braços no início de minha experiência com a esclerose múltipla. Depois que fui diagnosticada, as dores continuaram por anos. No início, eram como alertas para mim e chamavam minha atenção independentemente do que eu estivesse fazendo. *Ah, não! Estou com essas dores de novo!* No entanto, com o tempo, percebi que precisava mudar a maneira como falava comigo mesma sobre as sensações. Então, eu tinha a reação de alerta, mas dizia a mim mesma: *Você sabe o que é isso. Elas não vão te machucar. Não são um sinal de que algo está errado, exceto por um diagnóstico que você já conhece*. Eu desviava minha atenção das dores e a direcionava para as muitas outras coisas que estavam disponíveis à minha consciência, como meu trabalho ou uma conversa. Ao longo de muitos meses, consegui diminuir minha resposta de alerta a essas sensações, de modo que notava a presença delas como se fosse um rádio tocando ao fundo. Isso não quer dizer que eu estivesse negando que elas estavam acontecendo ou me distraindo. Elas não chamavam mais minha atenção, embora eu estivesse ciente delas, porque eu não lhes dava mais um foco que não mereciam. Elas não me impediam mais de continuar a fazer as coisas que eram importantes para mim no momento. Nada mudou nas sensações em si, apenas minha reação a elas.

As ondas de luto podem ser semelhantes — notadas, aceitas e também menos perturbadoras conforme o luto muda com o tempo. Não é realista acreditar que, em algum momento no futuro, depois de atingirmos um estado que chamamos de "encerramento", o luto não brotará mais em nós. O luto é simplesmente a emoção humana natural que surge quando percebemos que alguém que amamos se foi. Como uma emoção humana, não é mais provável que desapareça do que a raiva, a tristeza ou o desgosto. Contudo, a forma como reagimos a essa dor evocada pode mudar. Podemos dizer a nós mesmos: *Eu sei o que é isso. Uma onda de tristeza não vai me machucar. Não é um sinal de que há algo errado comigo, apenas de que meu ente querido não está mais aqui*. Com a prática, podemos ser capazes de registrar que há tristeza no íntimo de nossa experiência, como um rádio tocando ao fundo ou um aroma no ar, enquanto continuamos a buscar as muitas outras coisas disponíveis para nós no momento presente.

Intenção, ou como usar nossa consciência e atenção

Desenvolver a consciência de nosso estado mental permite escolhas mais hábeis e intencionais. Quando minha mente está muito concentrada em uma tarefa, como conceber uma palestra ou responder ao e-mail de um colega, estou mentalmente em outro lugar que não meu ambiente atual e meu corpo. Isso requer grande quantidade de energia para me projetar em um momento diferente no tempo ou em um lugar diferente do atual. O que aprendi é que permanecer nesse estado mental concentrado por muito tempo, por mais produtivo que seja, não é saudável para meu corpo em geral. Essa percepção é uma grande mudança para mim em relação à ideia de que o trabalho é a coisa mais importante e significativa que posso fazer. Qualquer tipo de trabalho, mesmo que seja significativo, precisa ser equilibrado com descanso e relaxamento.

No entanto, quando percebo que estou trabalhando por um longo período e tento sair dessa concentração intensa, muitas vezes acho difícil. Aprendi a me permitir estar consciente e aceitar que é difícil mudar meu estado mental. Continuo deixando que os holofotes da atenção ampla sobre o mundo ao meu redor ocupem cada vez mais minha consciência, permitindo que o foco direcionado da concentração desapareça. Às vezes, ajuda parar de *tentar* mudar meu estado mental por alguns minutos, ainda mais se o que eu estiver fazendo for muito importante para mim, como dar uma palestra. Tentar requer energia, e estou buscando relaxar no momento presente. Apenas observo repetidas vezes como meu foco está fechado, como estou repassando sem parar em meus pensamentos o que acabou de acontecer. Sem julgamento, apenas observando. Depois de um período, começo a desviar minha atenção de forma mais ampla outra vez, para o campo de possíveis visões, sons e aromas em meu ambiente e, por algum motivo, isso costuma ser mais fácil na segunda (ou terceira) vez.

Também aprendi alguns truques que parecem ajudar quando tenho dificuldade de relaxar o corpo, o que geralmente dificulta a liberação de meus pensamentos. Por exemplo, posso soltar a língua para que não pressione o céu da boca. Ponho a ponta da língua atrás dos dentes frontais superiores e deixo o restante da boca e da garganta relaxarem. Quando minha respiração está rápida ou superficial, passo a expirar da mesma forma que se expira para embaçar os óculos e limpá-los, chamada *ujjayi*, ou "respiração do oceano", na ioga. Acho que isso pode até ajudar a desacelerar minha frequência cardíaca por meio do controle vagal pela respiração. Quando estou conversando com alguém e percebo que estou muito agitada, penso em baixar a voz. Falar em um registro mais baixo relaxa e abre minha garganta.

Definindo nossa intenção para quando mais precisamos dela

Ao saber quando é mais provável que eu esteja cansada ou esgotada, com energia baixa ou me sentindo solitária, posso me preparar para reagir de outra forma. Esses sentimentos em geral ocorrem em momentos previsíveis ou em intervalos regulares. Por exemplo, quando saio de uma reunião de trabalho, posso reservar um tempo para caminhar e respirar antes de começar a próxima tarefa. Sair de casa, movimentar o corpo fazendo alongamentos ou subir escadas para aumentar a frequência cardíaca pode ajudar a mudar meu estado mental de preocupação. Logo pela manhã, posso apreciar o sabor e o ritual do meu café antes de desbloquear meu celular. É possível descobrir os momentos em que é mais provável que você sinta ondas de luto. Oferecer um pouco de tempo e espaço para acalmar nosso corpo encharcado pelo sofrimento faz maravilhas para nossa saúde geral. Aprender a tomar consciência de nossas reações instintivas ao mau humor ou à falta de energia e lembrar de mudar nossa reação não é fácil, mas nos beneficiará pelo resto da vida.

Continuo aprendendo a gerenciar minha mente quando estou cansada ou me sinto confusa, quando acho difícil direcionar minha atenção e deixar de lado os pensamentos. Às vezes, uso intencionalmente a distração, permitindo que minha atenção seja capturada por algo fora de meu controle, como ver TV em excesso, ou até entorpeço minha atenção tomando um drinque ou jogando Paciência no notebook. Sei que é uma escolha, e talvez fosse melhor para mim simplesmente descansar no momento presente. Inclusive, um dos motivos que tornam a meditação guiada eficaz é que ela tem o benefício adicional de ajudar continuamente a redirecionar a atenção para o que é externo. Assim como no Janeiro Seco, tento reavaliar regularmente se posso escolher outras opções além da distração. Contudo, sei que a distração pode ser eficaz para mim, por exemplo, no fim da noite. Limito o tempo que passo nesse estado, assim como limito o tempo que passo concentrada no trabalho. A distração se mostra útil quando minha mente inquieta não consegue permanecer no momento presente, quando a atração da culpa ou da preocupação é forte demais. Permitir que outra pessoa ou coisa direcione minha atenção é uma opção melhor para meu humor do que deixar meus pensamentos girarem. Tento escolher distrações que não sejam muito ruins para meu corpo (mais de um drinque) ou para minhas finanças (compras on-line).

À noite, quando acordo e não consigo voltar a dormir, muitas vezes percebo que minha mente está remoendo os pensamentos. Ironicamente, às vezes, acordar um pouco mais me permite lembrar minha intenção de deixar os pensamentos de lado. Ao acordar mais (muitas vezes saindo da cama), concentrando-me na respiração e encontrando equilíbrio na mente, eu me torno mais capaz de pegar no sono de uma forma que não consigo quando minha atenção não está sob meu controle porque estou grogue. Quando volto à cama, estou mais atenta ao calor e à maciez dela, em vez de ao que estava passando por minha mente. Estou ciente de minha intenção de dormir e, inclusive, costumo dizer "durma" ou "relaxe" a cada expiração. O importante é que aprendi que posso me conscientizar não apenas do conteúdo de meus pensamentos como também da qualidade de minha atenção e consciência. Ao explorar esses diferentes estados mentais, tento mudá-los para me ajudar em qualquer situação.

A redescoberta do propósito não pode ser forçada

A perda de um ente querido pode nos esgotar com suas ondas de tristeza, os tsunamis de dois metros que nos derrubam. Precisamos aprender a regular outra vez nosso corpo e nossa mente para nos curarmos de sermos derrubados pelo poder oceânico de nossas emoções. O controle de nossa consciência e atenção e a definição da intenção de fazê-lo vêm com o tempo e a prática. No entanto, o luto não se trata apenas da cura relacionada à perda; trata-se também da restauração de uma vida significativa. Redescobrir o propósito requer tempo e esforço e, às vezes, incentivo ou apoio de outras pessoas.

Quero deixar registrado: quando estamos de luto agudo, quando nossa perda profunda e perturbadora é recente, não precisamos nos pressionar para encontrar significado ou redescobrir nosso propósito. Simplesmente sobreviver ao dia ou cuidar das responsabilidades que ainda temos com as pessoas ao nosso redor já é difícil o bastante. Apenas apareça como você é nesse momento e faça o melhor que puder. E, se estiver apoiando alguém que está sofrendo, reconhecer isso na pessoa pode ser incrivelmente bem-vindo. Quando estamos nos esforçando muito, receber a notícia de que estamos indo bem em uma situação impossível é profundamente reconfortante.

Nosso propósito está ligado à nossa identidade e ao que fazemos. Os psicólogos Benjamin Bellet e Richard McNally, da Universidade de Harvard, estavam curiosos para saber como nosso senso de identidade era alterado durante o luto e como isso se relacionava às nossas atividades. Um dos sinais de transtorno do luto prolongado é a confusão em relação a quem somos ou a sensação de que uma parte de nós morreu com nosso ente querido, a ponto de continuar a interromper nossa vida cotidiana por anos após a perda. Esses pesquisadores pediram às pessoas enlutadas que fossem ao seu laboratório e se descrevessem preenchendo vinte declarações que começavam com "Eu sou...". Por exemplo, alguém poderia escrever: "Eu sou uma mãe que gosta de cozinhar". Os pesquisadores dividiram as características em diferentes categorias, incluindo dados demográficos, atributos físicos, gostos e desgostos, e atividades. Em seguida, calcularam o número total de características exclusivas que cada participante usou para se descrever. Aqueles que usaram menos características para descrever seu senso de identidade demonstraram mais sofrimento. Ter uma noção mais variada de quem somos e dos papéis que ocupamos pode ser um recurso quando um de nossos papéis (com nosso ente querido) nos é tirado. Especificamente, os pesquisadores descobriram que aqueles que tinham menos descrições significativas de suas atividades sofriam de níveis mais graves de tristeza.[2]

Se nossas atividades (ou o que fazemos) estiverem ligadas ao nosso ente querido, como preparar o jantar com nosso cônjuge ou cuidar de um pai ou animal de estimação debilitado, sua ausência deixará um buraco no que fazemos todos os dias. Após a perda, talvez não substituamos essas atividades por outras que sejam motivadoras. Isso faz com que simplesmente façamos menos ou não sintamos um propósito definido no que fazemos. Assim, não apenas perdemos uma parte de nossa identidade como às vezes também a agenda de nossas atividades diárias. Sem nos darmos conta, nós nos definimos pelo que fazemos com nosso tempo. Como muito do que fazemos está ligado às pessoas que amamos, podemos descobrir que não sabemos direito como usá-lo na ausência delas, criando uma espiral descendente. Precisamos escolher de maneira consciente novas atividades que sejam importantes para nós e transformá-las em novos hábitos.

Bellet e McNally também descobriram que as pessoas enlutadas que descreveram menos gostos e desgostos tinham níveis mais graves de luto. Elucidar de que você gosta, sem a opinião de seu ente querido, é outra tarefa do luto. Meu pai, que morava na cidade rural de minha infância, costumava me visitar durante as festas de fim de ano e, por isso, sempre íamos comprar coisas que ele não conseguia comprar na casa dele. Depois que minha mãe morreu, perguntei o que ele estava procurando em nossa próxima saída de compras, e ele me disse que precisava de toalhas de banho. Levei-o a uma loja de departamentos e escolhi algumas toalhas amarelas para mostrar a ele. "Não quero toalhas amarelas", ele me disse com firmeza. "Quero toalhas roxas."

"Que insanidade!", respondi. "Você não quer toalhas roxas. Toalhas roxas não combinam com o banheiro."

"Não, eu quero toalhas roxas", disse ele com firmeza.

Felizmente, percebi que meu pai estava compartilhando comigo uma expressão de quem ele era, diferente da pessoa que havia sido durante as décadas em que foi casado com minha mãe. Ao que parece, ele sempre odiou amarelo, mas, enquanto ela estava viva, não era algo importante a ponto de fazer alarde. Depois que ela se foi, ele quis repintar o banheiro, um reflexo de suas preferências, de quem ele era. Esse desenvolvimento de si mesmo como uma pessoa separada é parte do processo de luto, um reflexo significativo de como a sua vida é agora. Pode ser doloroso enfrentar a realidade de como as coisas passam a ser, mas também trazer um senso de profunda autenticidade e propósito.

Redescobrir nosso propósito requer atenção

Podemos nos beneficiar da redescoberta de nosso propósito da mesma forma que nos beneficiamos do controle de nossas ondas de luto. Precisamos nos concentrar em como viver uma vida mais significativa, construída para quem somos agora, mesmo com a ausência de um ente querido. Às vezes, o luto nos concede o dom de simplesmente não dar a mínima. Ironicamente, essa falta de preocupação com o que os outros pensam pode nos permitir descobrir as atividades que consideramos significativas. Quando prestamos atenção ao que estamos fazendo apesar do luto, podemos descobrir as atividades que nos sustentam. O propósito costuma estar relacionado à maestria ou à conexão, e essa conexão pode incluir a compaixão por nós mesmos e pelos outros, que abordaremos em mais detalhes no próximo capítulo.

Muitos de nós descobrimos, durante o luto, que não somos capazes de seguir em frente, que o domínio ou a conquista de algo parecem estar fora de nosso alcance. Simplesmente não conseguimos nos dedicar a um hobby ou ao nosso trabalho. Essa desmotivação pode surgir de duas causas diferentes, e talvez seja útil considerar com qual delas estamos lidando. O primeiro motivo talvez seja o fatalismo que pode acompanhar a consciência de nossa mortalidade, um sentimento desesperado de que nada do que fazemos importa no fim. O segundo, o fato de que, sem nosso ente querido, nos sentimos menos motivados a explorar o mundo.

O primeiro motivo é ilustrado por um exemplo de minha vida. Em um verão, durante o ensino médio, participei de um encontro de quakers que durou uma semana. Foi uma experiência mágica para mim, realizada nas deslumbrantes montanhas de Montana, onde eu estava cercada por pessoas profundamente gentis e atenciosas. Eu me senti muito independente e adulta, pois fui ao retiro com uma família quaker da qual eu era próxima, longe de minha mãe e do catolicismo de minha infância. Entre os outros jovens, conheci dois irmãos que eram diferentes de todos os adolescentes que eu havia conhecido. Eles tinham crescido em uma família que nutria seus lados criativos e emocionais. Testemunhei uma afeição muito genuína entre o mais novo e sua mãe, inclusive quando ele trançou o cabelo dela certa noite, enquanto estávamos sentados ao redor da fogueira. A mãe deles, Abbie, parecia ser tudo a que eu aspirava um dia.[3]

Duas semanas após o encontro, Abbie morreu atropelada por um carro em um acidente de bicicleta. Embora eu a conhecesse havia pouco tempo, sua morte me afetou profundamente. Fui ao seu funeral, atordoada pelo fato incompreensível de que ela podia ter estado tão viva e morrido de repente, deixando seus dois filhos órfãos de mãe. Voltei ao meu último ano do ensino médio alterada. Desisti de um concurso de música para o qual estava me preparando havia meses. Eu tinha dificuldade de ensaiar, apesar da proximidade das audições para a faculdade de música. Praticar música era uma característica de meu cotidiano havia anos, e, de repente, eu não conseguia mais fazer isso. Qual era o objetivo? Por que aspirar a algo se a vida pode ser destruída de forma tão aleatória e repentina?

A desmotivação pode advir do conhecimento repentino e brutal de que nossa vida é finita e efêmera, especialmente quando esse conhecimento surge pela primeira vez. Essa consciência pode fazer parecer inútil se envolver em um projeto ou relacionamento de longo prazo. Para mim e para a maioria das pessoas enlutadas, o processo de tirar um tempo do mundo e também de encontrar apoio para, em algum momento, sair e fazer as coisas de novo (mesmo quando não temos vontade ou não vemos motivo), leva naturalmente à lenta espiral ascendente de recuperação da nossa motivação de recompensa. Nunca mais participei de um concurso de música, mas, ao refletir, percebi que fazer faculdade ainda era importante para mim, e eu sabia que uma bolsa de estudos em música era a maneira de chegar lá. Aos poucos, voltei a praticar meu clarinete e, de fato, entrei em uma faculdade de música (embora tenha me formado em psicologia). Contudo, nunca me esquecerei de como a morte de Abbie mudou completamente minha disposição cotidiana de fazer as coisas que pareciam ser dadas como certas em minha vida.

Inibição da exploração

Há uma segunda razão pela qual às vezes perdemos nossa motivação para fazer as coisas, e tem a ver com nossa neurobiologia de apego. Uma das funções de nossos relacionamentos de apego é nos proporcionar conforto e carinho quando voltamos para nosso parceiro especial e oferecer esse mesmo cuidado a ele em troca. A proximidade com o outro é um imperativo para nosso corpo e nossa mente, ainda mais quando somos jovens, estamos doentes ou tristes, mas essa não é a única função do apego. A outra função é permitir a exploração. Como temos essa pessoa (nosso *porto seguro*) a quem voltar e a carregamos como um avatar interno enquanto navegamos pelo mundo, o apego nos permite explorar e nos envolver no mundo. Como temos uma pessoa única, em quem confiamos e que acredita que somos especiais, temos uma sensação de competência ao realizarmos nossas atividades diárias. Sabemos que eles estão lá, em algum lugar, torcendo por nós, nos incentivando, mesmo que apenas em nossa mente. Essa confiança permite o controle ao enfrentarmos novas tarefas e a coragem ao explorarmos novos domínios. Muitas pessoas descrevem seu trabalho como significativo porque estão fazendo isso não apenas para si mesmas como também para sua família. Prover, fazer e conseguir algo para nossos entes queridos estão entre nossas atividades mais envolventes.

Quando esse ente querido morre, ficamos sem essa motivação de exploração. É diferente da consciência fatalista de nossa mortalidade, como a morte de Abbie me revelou; é a falta de motivação que vem da ausência dessa pessoa específica que acreditava em nós. Nossa neurobiologia de apego, desprovida da figura a quem se apegar, pode inibir nossa exploração, aparentemente drenando o significado de nossas atividades. Evitar algumas atividades é um sintoma que pode se prolongar por anos após a perda de um ente querido e pode ser um dos sinais de transtorno do luto prolongado. Em um tipo de psicoterapia desenvolvida especificamente para o luto prolongado e validada em vários estudos clínicos randomizados, a psiquiatra Katherine Shear, da Universidade de Columbia, abordou essa falta de exploração como uma barreira no luto. Embora o tratamento do luto prolongado (PGT, na sigla em inglês) ensine várias habilidades e permita uma variedade de exercícios experimentais para facilitar o novo aprendizado, essa parte específica do PGT se concentra na promoção de atividades relacionadas a interesses intrínsecos e valores fundamentais.

Para lidar com esse obstáculo à exploração, os terapeutas trabalham com os clientes de luto para identificar um projeto grande e de longo prazo que possa ser interessante, significativo ou satisfatório. Identificar esse projeto pode levar várias semanas e exigir contemplação intencional. Pode ser necessária uma conversa habilidosa para superar objeções e inércia e, em seguida, começar a criar um plano e avançar com sua implantação, para um projeto que durará mais do que as dezesseis semanas de terapia. Não precisa ser tão grandioso quanto a construção do Taj Mahal (embora a memorialização tenha sido exatamente o motivo da construção do incrível mausoléu de Shah Jahan, seu presente arquitetônico para o mundo). O projeto pode estar relacionado à pessoa que você era antes de seu relacionamento com a pessoa falecida ou pode se desenvolver a partir da vida e dos valores que você compartilhava com ela. É importante ressaltar que deve ser algo cuja gravidade o atraia para sua vida, levando-o ao propósito que você descobrir que tem.

Victor Strecher, cientista comportamental da Universidade de Michigan, escreveu *Life on Purpose: How Living for What Matters Changes Everything* [Vida com propósito: Como viver pelo que importa muda tudo] após a morte de sua filha de dezenove anos. Ele descreve uma experiência poderosa de estar em um caiaque enquanto o sol nascia no lago Michigan no Dia dos Pais e ouvir sua filha lhe dizer que ele precisava viver para o que mais importava. Esse acontecimento o abalou profundamente. Ele deixou de se distrair de seu luto com programas de TV sem sentido e passou a perceber que precisava voltar a lecionar, a ensinar cada estudante universitário com o mesmo propósito que ele teria ensinado à filha. O propósito pode nos devolver a energia.

Despertar para o que é verdadeiro agora

Encontrar paz e equilíbrio aprendendo a usar a mente pode ser curativo se estivermos dispostos a passar algum tempo sozinhos em nossa mente, aceitando que a solidão e o anseio surgirão, mas que também recuarão. Praticar a meditação da atenção plena não significa que eu não tenha mais medo de passar tempo sozinha, e sim que reconheço que o medo é apenas um sentimento, um pensamento e, embora eu não goste, não me fará mal, da mesma forma que as sensações em meus braços. A consciência do momento presente tem a ver com obter uma perspectiva mais ampla do holofote, e não apenas se concentrar. Embora a meditação guiada, como praticada por minha mãe, seja um bom ponto de partida para o desenvolvimento da consciência do momento presente, a meditação da atenção plena não é apenas ouvir outra pessoa guiar seus pensamentos. Ela me proporcionou o distanciamento da mente para observar a mim mesma e as habilidades para me acalmar e desenvolver equanimidade e compaixão (inclusive autocompaixão — mas falaremos mais no próximo capítulo).

Passar um tempo em silêncio, sozinha em minha mente, me dá a oportunidade de ouvir o que está surgindo dentro de mim e me ajuda a estabelecer quem sou, o que penso e o que desejo fazer com meu tempo que se alinha aos meus valores. O que eu faria se ninguém mais estivesse opinando, se ninguém mais estivesse observando? Como carregamos outras pessoas em nossa mente, podemos continuar a reagir ao que imaginamos que nossos entes queridos pensariam muito tempo depois de eles terem morrido e não estarem mais comentando nossas atividades. Se esses vínculos contínuos forem reconfortantes e fizerem de você uma pessoa melhor, então, por favor, você deve conjurar e comungar com eles. No entanto, saber onde seu ente querido termina e você começa pode ser uma oportunidade de reagir ao mundo, ao seu novo mundo, de forma diferente. Despertar para o que é verdadeiro agora, com um envolvimento calmo e intencional em seu mundo, pode ser energizante e uma dádiva do luto.

10
Amor e conexão social

Ninguém nos diz que o luto vai doer fisicamente. A intensidade da experiência da perda é difícil de descrever, e tendemos a não ouvir falar dela por aqueles que estão sob suas garras. A dor do luto agudo — odeio dizer, mas é verdade — é normal. O fato de doer tanto é a realidade de como é a perda quando alguém tão importante para nós se vai. Não há nada errado com a gente. Como o luto é doloroso, faz sentido tentarmos evitar qualquer coisa que nos faça lembrar de nossa perda, ou suprimir o afloramento de nossos sentimentos, ou encontrar uma maneira de nos entorpecer, dedicando-nos ao trabalho ou a alguma outra atividade.

O luto pode fazer parecer que estamos nos debatendo, apenas reagindo à experiência dolorosa. Na ioga, aprendi que não posso usar movimentos frenéticos para manter o equilíbrio, mas posso aprender a encontrar a postura que me permita ficar ereta, com a certeza de que não vou cair. Esse lugar de equilíbrio e certeza também pode ser encontrado na mente, pelo menos neste momento. E, depois, neste momento. E, depois, neste momento. Existe um lugar mental em que estamos equilibrados na consciência do aqui e agora e, ao mesmo tempo, perto de tudo no mundo, alternando com flexibilidade, quando necessário, entre o foco da atenção e o holofote da consciência ampla. Se qualquer atividade em que nos lançamos não for por escolha, e sim por reação, para evitar o que estamos pensando e sentindo, então, dia após dia, podemos gastar nosso tempo e nossa energia em coisas que não estão alinhadas ao nosso propósito e valores.

No entanto, não fugir de nossos sentimentos desagradáveis não é o mesmo que ficar remoendo, que permitir que a correnteza emocional nos afogue. Imagine uma jovem cujo namorado morreu. Por uma série de razões, ela acorda certa manhã se sentindo sem esperança nem energia, cheia de tristeza. O que ela pode fazer? Talvez reconheça que precisa se engajar no mundo ao seu redor para pôr sua mente desesperançada em contexto. Não é a mesma coisa que ignorar o que se passa em sua cabeça; ela não está tentando se distrair do que está sentindo. Entretanto, para além dos pensamentos desesperadores que lhe ocorrem, ela amplia sua consciência para sentir como a caneca está fria quando a pega no armário e, depois, como está quente quando a tira do micro-ondas, cheia de água quente, pronta para o chá. Ela se senta no sofá para tomar o chá, observando a roupa limpa desdobrada ao seu lado.

Pega duas de suas meias brancas de algodão, combinando-as em um par. Percebe como isso é semelhante às muitas vezes que recriou esse movimento com meias de algodão menores para seu amado cachorro, quando ele estava com um ferimento na pata que precisava ser coberto. Não que ela se concentre nesses pensamentos. Eles simplesmente passam por sua mente, por suas mãos, enquanto ela dobra o par de meias. Ela dobra uma toalha de rosto, grata pela malha de tecido felpudo que é tão gostosa quando chega em casa à noite suada depois do esforço do dia. Leva uma pilha de toalhas para o banheiro, onde o piso amarelo-claro faz o cômodo parecer brilhar pela manhã. Essa consciência da mudança do que ela está fazendo e do mundo ao seu redor de momento a momento, bem como dos pensamentos que a acompanham, surgem e recuam, lembram-na de que, neste exato momento, as coisas estão bem. Ela percebe e amplifica os sentimentos de amor e gratidão que estão presentes, fugazes, mas que podem ser descobertos. Talvez precise lidar com outras coisas quando tiver mais recursos mentais, quando não for tão facilmente desequilibrada pelo que está sentindo. Contudo, no momento, o chá, o sofá e a roupa lavada são tudo de que ela precisa para manter o equilíbrio, como olhar para o horizonte para acalmar o estômago. Quando os pensamentos desesperadores regressam, não há problema. No momento seguinte, há roupa limpa para dobrar e sentir de novo.

Priorizar nossa paz de espírito pode ser considerado nosso maior valor. O sentimento de autocompaixão, a extraordinária bondade que podemos sentir por nós mesmos, possibilita a verdadeira compaixão por todos os outros seres sencientes. Quando reconheço que estou sentindo uma grande angústia ou dificuldade, e porque tenho o desejo de confortar qualquer um que se sinta assim, consigo demonstrar essa compaixão por mim mesma. Pode parecer autoindulgente para você, mas, se eu não for capaz de me confortar primeiro, não serei boa para a minha parceira, para os meus alunos, para os meus colegas ou até para a pessoa de quem compro café na cafeteria local. Um amigo meu diz: "Não há como derramar nada de uma jarra vazia". O sentimento de autocompaixão, de voltar a bondade a si, é uma habilidade, uma prática que podemos desenvolver e à qual podemos recorrer quando necessário, sempre que nos sentirmos desequilibrados.

Raspando nossa pele

A professora budista Sharon Salzberg escreveu sobre a meditação da bondade amorosa em seu livro *Real Love: The Art of Mindful Connection* [O real amor: A arte da conexão plena].[1] Esse tipo de meditação é uma prática estruturada. Depois de se estabelecer na consciência de sua respiração, você imagina alguém que o ama desejando-lhe saúde e felicidade com quatro frases. Em seguida, deseja a si mesmo e aos outros saúde e felicidade com as mesmas frases (embora elas variem ligeiramente de acordo com as diferentes tradições).

Que eu esteja seguro.
Que eu seja feliz.
Que eu tenha saúde.
Que eu viva com tranquilidade.

Parece improvável, mas Salzberg descreveu como semanas repetindo essa simples meditação, que parecia não estar surtindo efeito, acabaram por se manifestar na maneira como ela falava consigo mesma de forma gentil em meio a uma situação caótica. E receber votos gentis é importante. Contudo, talvez mais importante seja o sentimento incorporado de generosidade e de bondade descomplicada que podemos gerar em nós mesmos, como emissores desses desejos. Oferecer amor incondicional é uma prática que beneficia quem doa e, na autocompaixão, somos tanto o doador quanto o receptor.

Embora existam excelentes instruções sobre como praticar a meditação da bondade amorosa,[2] meu objetivo aqui é descrever o sentimento sincero e incorporado que podemos acessar para expressar afeto por nós mesmos e pelos outros. Quando me apaixonei pela primeira vez, na adolescência, pensei que esse sentimento fosse por causa dele, que viesse da pessoa por quem eu estava tão fortemente atraída. Mais tarde, após décadas de experiência, aprendi que o amor na verdade vem de mim, é um sentimento que continuei a produzir à medida que a alquimia de duas vidas se entrelaçava em um relacionamento cada vez mais profundo. Por ter amado e sido amado, você pode invocar essa experiência, já que ela o transformou para sempre. Isso é verdade mesmo que a pessoa já tenha morrido. O sentimento de amor emana de minha mente e meu corpo, e, consequentemente, posso encontrar essa ternura (quase) sempre que preciso. Precisei de prática para conseguir evocá-la de forma consistente.

* * *

Curiosamente, descobrir como evocar isso em mim foi um momento do tipo eureca após um episódio do seriado *Ozark*. No quarto episódio da segunda temporada, Marty Byrde (Jason Bateman) visita o leito de Buddy Dieker (Harris Yulin), locatário e defensor ferrenho de Byrde. Buddy está com uma doença terminal, e sua saúde debilitada significa que ele não consegue fazer a barba. Ele menciona que sua barba está causando coceira. Marty se oferece para raspá-la e, em uma das cenas mais íntimas que já presenciei na televisão, pega creme de barbear, uma tigela de água, uma lâmina de barbear e começa a raspar o queixo do idoso. Marty olha para ele com tanta atenção, com tanta gentileza, com um meio-sorriso, como se estivesse aproveitando essa oportunidade de se conectar, talvez a última. Ele está concentrado em cada movimento, em cada pincelada, em cada fio de barba que corta.

Essa cena me marcou muito. Na manhã seguinte, eu ainda estava pensando nela, uma demonstração tão concreta de compaixão. Quando entrei no chuveiro e peguei minha lâmina de barbear, pensei: *E se eu depilasse minha perna com o mesmo amor e a mesma atenção?* Olhei para minha perna, prestei atenção no que estava fazendo e, o mais importante, deixei que o amor e a bondade por mim mesma se manifestassem nos meus movimentos. A ideia de uma meditação de autocompaixão assumiu uma dimensão totalmente nova, incorporando o cuidado que se daria a um bebê ou a um idoso, o sentimento sincero de gratidão por essa oportunidade de oferecer bondade ao próprio corpo, ao próprio eu. A meditação da bondade amorosa não tem a ver com as palavras ou apenas com a concentração; tem a ver com o sentimento por outra pessoa ou por si mesmo. Não tenho dúvidas de que a mudança em minha atitude e em meu comportamento repercutiu nos hormônios e no sistema nervoso de meu corpo.

O luto pode nos impedir de ver o quadro completo

Parte da dificuldade do luto é que estamos focados em uma parte estreita de nossa experiência, no que estamos pensando e sentindo. Ou nos concentramos apenas no que achamos que os outros querem de nós, ou nos concentramos apenas na vida que nosso ente querido poderia ter vivido se não tivesse morrido. Mas a realidade é muito mais ampla do que isso, e cada momento tem um número infinito de possibilidades sobre o que observar, como interpretar nossa experiência e o que fazer.

Cada um de nós deve navegar por onde foge nossa percepção. É difícil de ver — é por isso que dizemos que "fogem"! Contudo, se abrir para experiências, sentimentos e atividades adicionais pode ser um ótimo ponto de partida. Minha estratégia foi ajudar os outros para não ficar presa em meus pensamentos, provavelmente da mesma forma que minha mãe fazia quando minha irmã e eu éramos bebês. Quando me concentrava nas necessidades alheias, eu me sentia melhor comigo mesma e orgulhosa de minha bondade. No entanto, isso também fugia à percepção. Reagir às necessidades dos outros não me deixava descobrir como me acalmar ou quais eram meus sonhos e desejos. Durante a pandemia de Covid-19, tive uma revelação que surgiu ao ampliar minha perspectiva — participando de uma reunião do Zoom após a outra. Ao contrário de muitas pessoas que temiam essas chamadas, desenvolvi um fascínio por me ver em reuniões, lado a lado com colegas, e perceber, quando eu falava, o quanto estava animada em comparação com os outros, observando tudo em tempo real.

Percebi que eu estava em uma caixa de tamanho igual ao de cada um deles na tela, nem mais, nem menos. Isso me ajudou a obter uma perspectiva panorâmica das situações, a me incluir (com minha perspectiva, meus pensamentos e minhas necessidades) como parte do grupo, nem mais, nem menos importante do que qualquer outra pessoa. E o melhor caminho a seguir em qualquer situação era aquele que mais beneficiava todo o grupo. Ou seja, o maior benefício não era necessariamente o que eu poderia fazer pelos outros. Em vez disso, ao mudar minha perspectiva de modo a ver todos nós com equanimidade, eu poderia considerar o que todos precisávamos fazer como grupo. É lógico que eu tinha conhecimento privilegiado sobre minha experiência, conhecimento de meus recursos e minhas necessidades. Entretanto, podia avaliar minha contribuição lado a lado com o que eles também poderiam fazer e, então, avaliar o impacto geral.

Eis um exemplo simples: se eu estiver conduzindo uma reunião e não quiser pedir a alguém que faça anotações, porque não quero me impor a essa pessoa, então terei de fazer isso eu mesma enquanto conduzo a reunião. Isso significa que, como grupo, seremos prejudicados, pois o fato de eu fazer as duas coisas reduz a precisão das anotações e torna a reunião mais lenta. Isso me fez perceber que pedir a outra pessoa para fazer anotações é, na verdade, a escolha mais gentil *do ponto de vista do grupo*, do qual eu sou apenas uma parte. Acredito que isso tenha me ajudado a ter uma perspectiva mais equânime das situações, a me incluir (com minha perspectiva, meus pensamentos e minhas necessidades) como parte do grupo, e não pensar na situação como um jogo de soma zero entre o que eu posso oferecer e o que eles podem oferecer.

Compartilhar nosso luto pode ser uma gentileza

Outro ponto ao qual vejo pessoas de luto ficarem presas, em um foco estreito, é decidir se devem compartilhar como estão se sentindo. Podemos pensar que estamos sobrecarregando os outros ao compartilhar a profundidade de nosso luto ou o fato de que não, ainda não superamos. Contudo, como grupo, estaremos menos informados se não soubermos como é de fato o luto ou por quanto tempo ele continua a nos afetar. O exemplo que me vem à mente é um dia em que meu grupo de amigos íntimos estava em um restaurante, vendo futebol, conversando e comendo. Duas das mães de meus amigos haviam morrido com um mês de diferença, e a conversa passou a ser sobre como esses amigos estavam. O filho adolescente de um desses meus amigos enlutados arregalou os olhos em determinado momento e disse:

"A gente tem que falar sobre isso? É muito deprimente". Minha querida amiga, mãe dele, disse com muita sabedoria: "Sabe, conversar sobre isso ajuda. Acho que não tem problema se continuarmos com esse assunto por mais alguns minutos". Acredito que esse momento tenha uma lição profunda para todos nós. Como grupo, todos nós nos beneficiamos da experiência deles, de sua disposição em nos ajudar a entender nosso luto, passado ou mesmo futuro, compartilhando a deles. Portanto, se estivermos pensando na perspectiva de toda a nossa família, de nosso grupo de amigos ou até de toda a nossa cultura, a melhor coisa a fazer pode ser explicar como é a sensação de estar lutando contra o luto. Isso significa que os outros passam a entender que sofrer é normal após a perda e, com o tempo, percebem que esse sofrimento muda à medida que restauramos nossa vida.

A culpa também pode resultar de uma falta de perspectiva, de um foco estreito demais. A não ser por um assassinato premeditado, não foram suas ações intencionais que levaram à morte de seu ente querido. Independentemente de sua preocupação com sua contribuição — não ter percebido um sintoma antes, não ter atendido ao telefonema, ter se envolvido em um acidente com ele —, tudo isso é apenas uma parte da miríade de acontecimentos que resultaram na morte de seu ente querido. Por que nos concentramos apenas no último dia ou nas últimas semanas de sua vida, em vez de nas centenas de dias anteriores, quando fizemos tudo que estava ao nosso alcance para demonstrar nosso amor por ele, para cuidar dele? Por que nos concentramos na única vez em que saímos sem nos despedir, em vez de nas muitas vezes em que, no relacionamento, só saímos depois de expressar nosso amor? É a falta de contexto, esse enquadramento estreito em nossa mente, que resulta em nossos sentimentos avassaladores de culpa. As lembranças que decidimos trazer à mente, os sentimentos de amor e autocompaixão que despertamos em nosso corpo, podem ser algo que escolhemos, mesmo que as lembranças de nossos momentos mais sombrios também surjam às vezes, como sempre acontecerá.

Uma mudança de perspectiva exige que fiquemos menos enredados em nossa história do que aconteceu, do que acreditamos ter sido causa e efeito. Mudar a perspectiva, diminuindo o zoom em termos do número de pessoas que estamos considerando ou do período que estamos analisando, pode nos dar uma nova lente sobre os mesmos pensamentos que temos repetido. Podemos ver nossas necessidades no contexto de um grupo, enxergar nosso luto como um capítulo da vida em vez de um destino e encarar o compartilhamento desse luto como uma contribuição para a sabedoria de nossa cultura. Todas essas são mudanças da primeira para a terceira pessoa, do visor de perto para a lente grande-angular. Acredito que isso signifique ver as coisas exatamente como elas são, nem mais, nem menos. O perdão, o amor e a bondade para conosco mesmos geralmente têm a ver com a inclusão do contexto maior, assim como a culpa geralmente tem a ver com a omissão de aspectos da situação para atribuir a culpa. Ver as coisas exatamente como elas são é perdoar a nós mesmos. Perdoar a nós mesmos nos permite encarar as coisas como elas são.

Ter e respeitar

O que significa *ter* um corpo de luto? Você já desejou que houvesse um manual do proprietário para seu corpo de luto, e assim saber o que fazer com sua dor física? Ter um corpo de luto significa ficar fora de si e considerar que você tem um coração de luto, um sistema nervoso de luto. Diante desse fato, talvez você possa ter uma perspectiva que lhe dê ideias sobre como cuidar de si mesmo e de sua saúde à medida que avança.

E o que significa *ser* um corpo de luto? Observe como soa diferente. Ser um corpo de luto lhe dá um senso de incorporação, de aceitar que o luto é a realidade que você habita (por enquanto). Um corpo de luto percebe os outros e os acontecimentos por *ser* assim, enquanto está ferido ou exausto. Essa aceitação pode levar a um caminho diferente, a uma compreensão e compaixão em relação às suas reações ao mundo ao seu redor que, de outra forma, podem parecer muito estranhas.

E o que significa *respeitar* um corpo de luto? Respeitar seu corpo de luto, sentir a ternura que sentiria por um filho sem mãe, leva a sentimentos empáticos e voltados para dentro. Você pode se confortar ao seguir em frente, dedicando mais tempo e atenção a si mesmo. Cada uma dessas coisas — ter um corpo de luto, ser um corpo de luto, respeitar um corpo de luto — é simplesmente uma mudança de perspectiva, mas essa mudança altera completamente o caminho a seguir. Em meio à dor, você ainda tem opções de perspectiva e movimento em resposta.

Em nome de todos os seres sencientes

A maioria dos ocidentais pensa na meditação sobretudo para provocar o relaxamento do corpo, mas esse não é o único objetivo do budismo. A meditação tem a ver com o desenvolvimento da sabedoria e da compaixão. A atenção plena também pode ter o efeito de paz incorporada, o que é um benefício maravilhoso. Contudo, uma interpretação vaga da frase que os budistas usam no fim da meditação sentada é: "Que eu possa usar o que aprendi durante essa meditação para beneficiar todos os seres sencientes". Essa ideia me deixou perplexa por muito tempo. Como o fato de eu me sentar em uma almofada e me concentrar em minha respiração poderia beneficiar outra pessoa, quanto mais todos os seres sencientes? Acabei aprendendo que, na tradição budista, a meditação é apenas uma parte do cultivo de maior compaixão e sabedoria. Estar no momento presente traz enormes benefícios para as pessoas ao nosso redor e, quando a compaixão é o ímpeto que nos leva a viver esse momento, ela também nos muda.

Na meditação tradicional da bondade amorosa, acrescentei duas frases, porque são os melhores lembretes para mim sobre como ser compassiva comigo mesma:

Que eu esteja segura.
Que eu seja gentil comigo mesma.
Que eu me aceite do jeito que sou.
Que eu viva com tranquilidade.

E ofereço isso aos outros durante outra parte da prática de meditação:

Que você esteja seguro.
Que você seja gentil consigo mesmo.
Que você se aceite do jeito que é.
Que você viva com tranquilidade.

Não importa se sou capaz de aceitar as pessoas ao meu redor do jeito que elas são (embora isso seja útil). O que importa é se elas conseguem ser gentis consigo mesmas e se aceitarem do jeito que são.

Nos relacionamentos, tento manter isso em mente. Posso aceitar meu amigo ou ente querido exatamente como ele é, e isso é uma parte importante de minhas relações. Entretanto, funciona mais como um exemplo de como eles podem vir a se aceitar. Significa que não posso resolver o que está perturbando sua paz de espírito, pois só eles podem desenvolver essa paz. Essa maneira de ver os relacionamentos é um grande alívio para mim.

Em muitos sentidos, hoje em dia, nos relacionamentos, sou diferente de quando era uma jovem adulta com minha mãe. Não sinto mais que preciso *fazer* algo. Sinto que preciso *ser* algo. Tento ser uma rocha para meus entes queridos, nem me expandindo para ajudar, nem recuando toda a minha atenção quando estou com eles. Não me apego a eles nem os evito. Quando nos acostumamos, ser uma rocha requer muito menos energia, embora exija prática e consciência. Uma rocha pode servir de abrigo para alguém sem gastar nenhuma energia. Vendo de uma perspectiva mais ampla, amo por meio de minha capacidade de estar presente, de ser gentil e amorosa, e não por ajudar em si.

Escrevi no Capítulo 3 que meu relacionamento com minha mãe era complicado e que administrar nossas interações me causava muito estresse, ansiedade e uma sensação de impotência. Eu tinha dificuldade de admitir que a morte dela parecia uma solução para mim, com toda a culpa que essa ideia trazia. Não conseguia descobrir como fazer com que nós duas fôssemos felizes. Contudo, agora, com uma perspectiva mais ampla, entendo por que vi a morte de minha mãe como uma solução, um alívio. Como eu era jovem, não conseguia enxergar outra solução para o problema de resolver o sofrimento dela e o meu a não ser ir para longe. Pensei que sua ausência física por meio da morte resolveria meu sofrimento. Levei anos para aprender como meu corpo reagia ao sofrimento dela, e eu continuava a reagir aos outros da forma como reagia quando estava com ela. Levei anos para me curar, aprendendo a reagir de forma diferente à angústia em mim e nos outros.

No entanto, essas lições de cura revelaram que eu era apenas jovem, que não conhecia outra maneira de resolver nossos problemas de relacionamento na adolescência e no início dos vinte anos. Agora vejo que, se ela tivesse vivido, poderia ter havido outras soluções. Eu poderia ter descoberto, à medida que crescia e desenvolvia a autoconsciência, que era capaz de priorizar as necessidades de *nosso relacionamento*, em vez das necessidades dela ou das minhas. Poderia ter aprendido a ser uma rocha, equilibrada e sólida em mim mesma. A morte dela não foi a solução. Essa oportunidade de aprender outras maneiras de me relacionar com minha mãe foi tirada de mim, porque ela morreu antes que eu pudesse descobrir outros caminhos. E isso é muito triste. Mas perdê-la não me impediu de descobrir formas de autoconhecimento e cura, mesmo que não tenha sido durante sua vida.

Agora sei profundamente que ela estava fazendo o melhor que podia, e eu também. Agora posso sentir tristeza por perdê-la e também entender por que fiquei aliviada por não ter mais aquelas interações estressantes com ela. Sei agora que foi a maneira como minha vida simplesmente se desenrolou, nem boa, nem ruim, o que talvez seja uma perspectiva bastante budista, nascida de minha prática de meditação. Meu vínculo contínuo com ela ao longo da vida me fez continuar a aprender e a me curar, e a ser abençoada por tê-la tido como minha mãe profundamente amorosa e imperfeita.

O amor não é sentido apenas por uma pessoa específica

Nossa capacidade de amar não morre quando nosso ente querido deixa este mundo material, e descobrir as maneiras pelas quais podemos continuar a compartilhar genuinamente o que aprendemos sobre amar com ele honra sua jornada e nossa jornada juntos. No livro *A arte de amar*, Erich Fromm escreveu: "O amor não é primordialmente um relacionamento com uma pessoa específica; é uma *atitude*, uma *orientação* de *caráter* que determina a relação da pessoa com o mundo como um todo, e não com um 'objeto' de amor".[3] Precisamos aprender a expressar o amor à medida que ele emerge de nós, e não como uma reação à pessoa que amamos, àquela que não vive mais. Fromm sugere que é assim que orientamos nosso ponto de vista, no sentido de sermos amorosos. Embora nosso ente querido falecido possa não estar mais em seu corpo físico, nosso corpo se tornará mais forte e saudável se usarmos o que aprendemos ao amá-lo para amar os outros também.

Acho que, uma vez que experimentamos o amor como algo que emana de nós, podemos começar a ver como o amor pode ser despertado e direcionado a outros indivíduos, mas também a outras entidades amadas. Esse é um amor que transcende o fato de termos uma pessoa em quem investir, um amor que se torna uma forma maior de inter-relacionamento. Eu me apaixonei por um cânion estreito em especial, perto de Tucson, Arizona. As montanhas dessa área do Sudoeste Norte-Americano são chamadas de "ilhas do céu" porque estão separadas de outras montanhas e de seus habitantes pelo vasto e inóspito deserto. Adoro voltar a esse cânion, caminhar pela trilha ao lado do riacho quando ele está cheio de água das monções, observar suas espécies unicamente evoluídas de beija-flores, veados, quatis, pica-paus e perus-selvagens. O sentimento que brota em mim só pode ser descrito como amor e, como acreditamos em outros relacionamentos, sinto que o cânion está esperando por mim mesmo quando não estou lá. Ele existiu antes de mim e existirá depois, conectando-me às gerações passadas e futuras, que descerão seu caminho acidentado e sinuoso com suas amplas vistas e enormes afloramentos rochosos.

Nessa forma mais ampla de inter-relacionamento, podemos nos conectar com nosso amor pelo mundo natural passando tempo em espaços verdes ou em montanhas ou oceanos inspiradores. Essa conexão transcende nosso pequeno eu e supera nosso foco interno, o que, segundo as pesquisas, pode reduzir a pressão arterial, aprofundar a respiração e melhorar a neuroquímica. Nosso corpo está em um relacionamento com o mundo mais amplo, assim como está em um relacionamento com a pessoa amada. Nossa frequência cardíaca aumenta quando bombeamos nossos músculos para subir a montanha íngreme, nossos níveis de melatonina reagem à falta de luz artificial à noite em lugares desabitados. Nosso corpo é composto do mundo ao nosso redor e conversa com ele.

Em uma escala menor, quando estou meditando, concentro-me no aqui, no agora e na conexão da atenção plena a partir dessa perspectiva transcendente. Concentro minha atenção na proximidade entre mim e tudo que está presente em meu ambiente: a sobreposição entre mim e as plantas da sala, fornecendo e absorvendo o mesmo oxigênio; eu e as outras pessoas com quem estou meditando ou mesmo as pessoas que estão meditando em outro lugar do mundo; eu e o azul do tapete sob minha almofada e o fato de que a luz do sol está incidindo igualmente sobre mim e o tapete. Tenho muitas versões desse sentimento de interconexão e em geral consigo encontrar uma que pareça verdadeira e viva naquele momento.

Comecei este livro afirmando que investigar como podemos morrer por causa de um coração partido tem sido uma das questões motivadoras de minha carreira. Por que nos importamos com o fato de as pessoas poderem morrer de coração partido? É óbvio que não queremos morrer, e o medo de nossa mortalidade pode ser um dos motivos para entendê-la melhor. Também não queremos que nossos entes queridos morram por isso, e o medo de perdê-los pode ser outro motivo. No entanto, acho que há ainda mais um. A própria evidência de que podemos morrer por causa de um coração partido significa que nosso corpo físico é composto de nossas conexões com quem amamos, reguladas pela presença deles em nossa vida e em nossa mente. Minha motivação para estudar esse fenômeno não vem do medo. Ela vem do fascínio, do maravilhamento e da admiração pelo fato de dois corpos separados poderem se unir por meio do apego dessa forma, amarrados por laços invisíveis, criando motivações mais profundas e emoções mais fortes, transcendendo o tempo e o espaço.

A perda pode ser um ponto de virada

Como cientista, preocupo-me em falar demais a partir de uma única experiência: minhas perdas idiossincráticas, o que parece contrariar o objetivo de entender as regras universais da experiência do luto humano. Contudo, quero que você saiba que, embora eu possa ser uma cientista do luto, também sou uma enlutada. Compartilho minha experiência interna com você nestas páginas não porque a sua será igual, e sim porque tive o privilégio de explorar o que significa ter e ser um corpo de luto, com todas as informações científicas de ponta disponíveis sobre como esse corpo funciona. Não confundo minha experiência pessoal de luto com conhecimento especializado — não posso lhe dar conselhos, pois sua vivência será diferente da minha de maneiras que não posso prever. Mas espero que, assim como lhe emprestar meus óculos, minha perspectiva da fisiologia do luto possa ajudá-lo a pôr em foco alguns aspectos de sua vida que você não conseguia ver antes.

A perda pode afetar nossa saúde física, nosso funcionamento imunológico, endócrino e cardiovascular. Em outras palavras, o luto que sentimos pode ser simplesmente a consequência, o resultado, de nossos sistemas voltarem a se regular depois que nosso ente querido se foi. O luto pode não ser o problema com o qual temos de lidar em si, mas, se restaurarmos uma vida significativa e saudável, conseguiremos aceitar que o luto é apenas um dos inúmeros sentimentos.

Embora esteja evidente que a morte de um ente querido seja um dos maiores estresses da vida, *a forma como* sentimos o luto pode ser diferente. Para mim, aceitar que o pânico de estar sozinha fazia parte da experiência humana, que eu ia morrer um dia, que não podia aliviar o sofrimento dos outros, tudo isso fazia parte do *porquê*. Minha perda de saúde, da energia a que eu acreditava ter direito, poderia ter atrapalhado meu trabalho como cientista. Aprender a ouvir os sinais de estresse do meu corpo melhorou minha saúde física e permitiu que eu me curasse, ou seja, que funcionasse de forma holística. Para ser justa, eu tinha um grande número de recursos que nem todos têm e que me beneficiavam em minha busca pelo trabalho científico. Contudo, ficar sentada em silêncio e ouvir a experiência de meu corpo me permitiu fazer ciência melhor. A ciência é um método poderoso, mas não nos diz quais perguntas fazer ou o que fazer com os dados. Minhas experiências de perda me levaram a fazer perguntas diferentes, a valorizar a comunicação da pesquisa sobre o luto de forma mais ampla para o público e a construir o campo de pesquisa sobre o luto integrando medicina, neurociência e psicologia. A perda envolve tanta perturbação que pode ser um ponto de virada no desenvolvimento de uma vida saudável e equilibrada, uma oportunidade para a cura física. Se permitirmos que a consciência da fragilidade e da brevidade da vida mude nossos objetivos, valores e compaixão, poderemos mudar o mundo rumo a uma expressão maior de amor, porque ele requer o conhecimento profundo da perda.

Agradecimentos

O *Merriam-Webster** sugere que "agradecer", *acknowledge* em inglês, implica revelar algo que poderia estar oculto, bem como expressar gratidão, e meu objetivo aqui é nomear as várias pessoas que contribuíram para que eu escrevesse este livro e também expressar minha profunda gratidão a cada uma delas. Acima de tudo, reconheço e agradeço a muitas pessoas não identificadas que compartilharam sua história de luto comigo, pois elas são as observadoras com os quais qualquer entendimento científico deve ser construído.

Por terem contribuído de forma mais direta para o nascimento deste livro, quero agradecer à minha incrível, sábia, atenciosa (e sempre receptiva!) agente, Laurie Abkemeier, e a todos da DeFiore and Company. À minha editora, Gabriella Page-Fort, que assumiu este projeto com entusiasmo e

* Disponível em: <https://www.merriam-webster.com/thesaurus/acknowledge>.

o transformou em realidade, e à editora associada Maya Alpert, à preparadora Dianna Stirpe, à publicitária Louise Braverman e a todos que trabalham na HarperOne — obrigada pela conquista (às vezes aparentemente impossível) de levar livros ao mundo e ideias às pessoas. Isso requer mais partes trabalhando suavemente em conjunto do que uma autora jamais poderia de fato entender.

Sou grata pelo fato de que todo o propósito da Academia é disseminar o que é aprendido pelos pesquisadores. Testemunho isso todos os dias no tempo que os professores passam com seus pupilos, apontando meticulosamente os erros de técnica ou lógica, mas também apoiando e incentivando suas novas ideias. Sou grata a cada um dos meus alunos de pós-graduação, que sempre me mostram o mundo de uma nova maneira por meio de seus olhos. Muito obrigada a Diana Leonard, que me ensinou a de fato ouvir a voz humana. Sou grata àqueles que se dispuseram a ler partes do livro e fazer comentários sobre elas (embora quaisquer erros sejam meus): Mustafa Al'Absi, Steve Cole, Lauren DePino, Al Kaszniak, Lance Meeks, Lizzie Pickering, Karen Quigley, Myleigha Truitt e Kate Wolitzky-Taylor. Acima de tudo, a Dave Sbarra, que leu todas as páginas do rascunho e fez comentários que tornaram o livro mais rigoroso do ponto de vista científico e mais legível — minha gratidão excede uma boa garrafa de uísque.

À equipe do Flora's Market Run, uma verdadeira instituição de Tucson, por saber qual é meu pedido regular de café (ou chá!) e me proporcionar um lugar acolhedor para escrever a cada manhã (e pães e doces ridiculamente bons).

E aos meus entes queridos — sou grata por seu apoio emocional, que torna possível não apenas escrever livros como também ser uma pessoa feliz e compassiva. Rick Grossman, Caroline O'Connor, Beth Peterson e Anna Visscher, vocês tornam tudo isso possível e valioso. Para a turma — os Keeme, Nolen e Peterson — por me lembrar de me divertir e por me fazer rir. Ao meu pai, que me ensinou como viver uma vida significativa e como pode ser uma boa morte. Finalmente, à minha mãe, minha infinita gratidão sem palavras por tudo que você foi e por tudo que você se tornou, e por todas as formas como você vive em mim, pelas dificuldades e alegrias, mas, acima de tudo, por seu amor incessante e por acreditar em mim. Esta não é sua história, mas minha história é imensamente moldada pela sua.

Notas

Introdução

1 Barret, Lisa Feldman & Dunne, John. "Buddhists in Love", *Aeon*, Disponível em: <aeon.co/essays/does-buddhist-detachment-allow-for-a-healthier-togetherness>.

2 __________. *How Emotions Are Made: The Secret Life of the Brain*. Boston, MA.: Houghton Mifflin Harcourt, 2017.

3 Martikainen, P.; Valkonen, T. "Mortality After the Death of a Spouse: Rates and Causes of Death in a Large Finnish Cohort". *American Journal of Public Health*, v. 86, n. 8, parte 1, pp. 1087-93, 1996. Disponível em: <doi.org/10.2105/ajph.86.8_pt_1.1087>.

1. O coração

1 Medina, Eduardo. "The Husband of a Teacher Killed in the Massacre Has Died of a Heart Attack", *New York Times*, 26 maio 2022. Disponível em: <www.nytimes.com/2022/05/26/us/irma-garcia-husband-death-uvalde.html>.

2 Mostofsky, E. et al., "Risk of Acute Myocardial Infarction After the Death of a Significant Person in One's Life: The Determinants of Myocardial Infarction Onset Study". *Circulation*, v. 125, n. 3, pp. 491-6, 2012. Disponível em: <doi.org/10.1161/CIRCULATIONAHA.111.061770>.

3 O'Connor, M.F. et al., "Emotional Disclosure for Whom? The Role of Vagal Tone in Bereavement". *Biological Psychology*, v. 68, n. 2, pp. 135-46, 2005.

4 Templin, C. et al., "Clinical Features and Outcomes of Takotsubo (Stress) Cardiomyopathy". *New England Journal of Medicine*, v. 373, n 10, pp. 929-38, 2015. Disponível em: <doi.org/10.1056/NEJMoa1406761>.

5 Ghadri, J.R. et al., "Happy Heart Syndrome: Role of Positive Emotional Stress in Takotsubo Syndrome". *European Heart Journal*, v. 37, n. 37, pp. 2823-9, 2016. Disponível em: <doi.org/10.1093/eurheartj/ehv757>.

6 Buckley, T. et al., "Physiological Correlates of Bereavement and the Impact of Bereavement Interventions". *Dialogues in Clinical Neuroscience*, v. 14, n. 2, pp. 129-39, 2012. Disponível em:<doi.org/10.31887/DCNS.2012.14.2/tbuckley>.

7 Palitsky, R. et al., "The Relationship of Prolonged Grief Disorder Symptoms with Hemodynamic Response to Grief Recall Among Bereaved Adults". *Psychosomatic Medicine*, v. 85, n. 6, pp. 545-50, 2023. Disponível em: <doi.org/10.1097/PSY.0000000000001223>.

8 Coutinho, J. et al., "When Our Hearts Beat Together: Cardiac Synchrony as an Entry Point to Understand Dyadic Co-Regulation in Couples". *Psychophysiology*, v. 58, n. 3, e13739, 2021. Disponível em: <doi.org/10.1111/psyp.13739>.

9 Hofer, M.A. "Relationships as Regulators: A Psychobiologic Perspective on Bereavement". *Psychosomatic Medicine*, v. 46, n. 3, pp. 183-97, 1984. Disponível em: <doi.org/10.1097/00006842-198405000-00001>.

10 Tofler, G.H. et al., "The Effect of Metoprolol and Aspirin on Cardiovascular Risk in Bereavement: A Randomized Controlled Trial". *American Heart Journal*, v. 220, pp. 264-72, 2020. Disponível em: <doi.org/10.1016/j.ahj.2019.11.003>.

2. O sistema imunológico

1 Schultze-Florey, C.R. et al., "When Grief Makes You Sick: Bereavement Induced Systemic Inflammation Is a Question of

Genotype". *Brain, Behavior, and Immunity*, v. 26, n. 7, pp. 1066-71, 2012. Disponível em: <doi.org/10.1016/j.bbi.2012.06.009>.

2 Fagundes, C.P. et al., "Grief, Depressive Symptoms, and Inflammation in the Spousally Bereaved". Psychoneuroendocrinology, v. 100, pp. 190-7, 2019. Disponível em: <doi.org/10.1016/j.psyneuen.2018.10.006>; Id., "Spousal Bereavement Is Associated with More Pronounced ex Vivo Cytokine Production and Lower Heart Rate Variability: Mechanisms Underlying Cardiovascular Risk?". *Psychoneuroendocrinology*, v. 93, pp. 65-71, 2018. Disponível em: <doi.org/10.1016/j.psyneuen.2018.04.010>.

3 Phillips, A.C. et al., "Bereavement and Marriage Are Associated with Antibody Response to Influenza Vaccination in the Elderly". *Brain, Behavior, and Immunity*, v. 20, n. 3, pp. 279-89, 2006. Disponível em: <doi.org/10.1016/j.bbi.2005.08.003>.

4 Leroy, A.S. et al., "Implications for Reward Processing in Differential Responses to Loss: Impacts on Attachment Hierarchy Reorganization". *Personality and Social Psychology Review*, v. 23, n. 4, pp. 391-405, 2019. Disponível em: <doi.org/10.1177/1088868319853895>.

5 Dantzer, R. et al., "From Inflammation to Sickness and Depression: When the Immune System Subjugates the Brain". *Nature Reviews Neuroscience*, v. 9, n. 1, pp. 46-56, 2008. Disponível em: <doi.org/10.1038/nrn2297>.

6 Maes, M. et al., "The New '5-HT' Hypothesis of Depression: Cell-Mediated Immune Activation Induces Indoleamine 2,3-Dioxygenase, Which Leads to Lower Plasma Tryptophan and an Increased Synthesis of Detrimental Tryptophan Catabolites (TRYCATs), Both of Which Contribute to the Onset of Depression". *Progress in Neuro-Psychopharmacology and Biological Psychiatry*, v. 35, n. 3, pp. 702-21, 2011. Disponível em: <doi.org/10.1016/j.pnpbp.2010.12.017>..

7 Melnikov M.; Lopatina, A. "Th17-Cells in Depression: Implication in Multiple Sclerosis". *Frontiers in Immunology*, v. 13, 1010304, 2022. Disponível em: <doi.org/10.3389//mmu.2022.1010304>.

3. O sistema endócrino

1 Enmalm, A.; Boehme, R. "Body Perception and Social Touch Preferences in Times of Grief". *Journal of Loss and Trauma*, v. 29, n. 7, pp. 779-802, fev. 2024. Disponível em: <doi.org/10.1080/15325024.2024.2316117>.

2 DemarchI, L.; Sanson, A.; Bosch, O.J. "Neurobiological Traces of Grief: Examining the Impact of Offspring Loss After Birth on Rat Mothers' Brain and Stress-Coping Behavior in the First Week Postpartum". *Neuroscience Applied*, v. 3, 104065, 2024. Disponível em: <doi.org/10.1016/j.nsa.2024.104065>.

3 Wigger, D.C. et al., "Maternal Separation Induces Long- Term Alterations in the Cardiac Oxytocin Receptor and Cystathionine *y-Lyase* Expression in Mice". *Oxidative Medicine and Cellular Longevity*, n. 1, 4309605, 2020. Disponível em: <doi.org/10.1155/2020/4309605>.

4 Buckley, T. et al., "Physiological Correlates of Bereavement and the Impact of Bereavement Interventions". *Dialogues in Clinical Neuroscience*, v. 14, n. 2, pp. 129-39, 2012. Disponível em: <doi.org/10.31887/DCNS.2012.14.2/tbuckley>.

5 Grippo, A.J. et al., "Behavioral and Neuroendocrine Consequences of Disrupting a Long-Term Monogamous Social Bond in Aging Prairie Voles". *International Journal on the Biology of Stress*, v. 24, n. 3, pp. 239-50, 2021. Disponível em: <doi.org/10.1080/10253890.2020.1812058>.

6 Fallon, M.A. et al., "Utility of a Virtual Trier Social Stress Test: Initial Findings and Benchmarking Comparisons". *Psychosomatic Medicine*, v. 78, n. 7, pp. 835-40, 2016. Disponível em: <doi.org/10.1097/PSY.0000000000000338>.

7 Saavedra Pérez, H.C. et al., "The Impact of Complicated Grief on Diurnal Cortisol Levels Two Years After Loss: A Population- Based Study". *Psychosomatic Medicine*, v. 79, n. 4, pp. 426-33, 2017. Disponível em: <doi.org/10.1097/PSY.0000000000000422>.

8 Adam, E.K. et al., "Diurnal Cortisol Slopes and Mental and Physical Health Outcomes: A Systematic Review and Meta-Analysis". *Psychoneuroendocrinology*, v. 83, pp. 25-41, 2017. Disponível em: <doi.org/10.1016/j.psyneuen.2017.05.018>.

9 Lazarus, Richard S. & Folkman, Susan. *Stress, Appraisal, and Coping*. Nova York: Springer, 1984.

10 Stroebe, M.; Schut, H. "The Dual Process Model of Coping with Bereavement: A Decade On". *Omega*, v. 61, n. 4, pp. 273-89, 2010. Disponível em: <doi.org/10.2190/OM.61.4.b>.

11 Chang, M.; Robles T.F. "Losing Loved Ones Too Soon and Too Much: Measuring Racial Disparities in Lifetime Loss Burden". *PsyArXiv Preprints*, pp. 1-34, 23 fev. 2024. Disponível em: <doi.org/10.31234/osf.io/5tvgz>.

12 Lewis, T.T. et al., "Race/Ethnicity, Cumulative Midlife Loss, and Carotid Atherosclerosis in Middle-Aged Women". *American Journal of Epidemiology*, v. 190, n. 4, pp. 576-87, 2021. Disponível em: <doi.org/10.1093/aje/kwaa213>.

13 Arias, Elizabeth et al., "Provisional Life Expectancy Estimates for 2020". *Vital Statistics Rapid Release*, National Center for Health Statistics, report n. 15, p. 2, jul. 2021. Disponível em: <https://www.cdc.gov/nchs/data/vsrr/vsrr015-508.pdf>.

14 Wade, Breeshia. *Grieving While Black: An Antiracist Take on Oppression and Sorrow*. Berkeley, CA: North Atlantic Books, 2021, p. 26.

4. O fígado e os pulmões

1 Buckley, T. et al., "Prospective Study of Early Bereavement on Psychological and Behavioural Cardiac Risk Factors". *Internal Medicine Journal*, v. 39, n. 6, pp. 370-8, 2009. Disponível em: <doi.org/10.1111/j.1445-5994.2009.01879.x>.

2 Pilling, J. et al., "Alcohol Use in the First Three Years of Bereavement: A National Representative Survey". *Substance Abuse Treatment, Prevention, and Policy*, v. 7, n. 1, p. 3, 2012. Disponível em: <doi.org/10.1186/1747-597X-7-3>.

3 Pitman, A. et al., "Self- Reported Patterns of Use of Alcohol and Drugs After Suicide Bereavement and Other Sudden Losses: A Mixed Methods Study of 1,854 Young Bereaved Adults in the UK". *Frontiers in Psychology*, v. 11, p. 1024, 2020. Disponível em: <doi.org/10.3389/fpsyg.2020.01024>.

4 Christiansen, S.G. et al., "Alcohol- Related Mortality Following the Loss of a Child: A Register-Based Follow-Up Study from Norway". *BMJ Open*, v. 10, n. 6, e038826, 2020. Disponível em: <doi.org/10.1136/bmjopen-2020-038826>.

5 Bonanno, G.A.; Burton C.L. "Regulatory Flexibility: An Individual Differences Perspective on Coping and Emotion Regulation". *Perspectives on Psychological Science*, v. 8, n. 6, pp. 591-612, 2013. Disponível em: <doi.org/10.1177/1745691613504116>.

6 Rizzetto, Diane Eshin. *Waking Up to What You Do: A Zen Practice for Meeting Every Situation with Intelligence and Compassion*. Boulder, CO: Shambhala, 2005.

7 Sripada, C. "Impaired Control in Addiction Involves Cognitive Distortions and Unreliable Self- Control, Not Compulsive Desires and Overwhelmed Self-Control". *Behavioural Brain Research*, v. 418, p. 113639, 2022. Disponível em: <doi.org/10.1016/j.bbr.2021.113639>.

8 Zubieta, J.K. et al., "Regulation of Human Affective Responses by Anterior Cingulate and Limbic 2-Opioid Neurotransmission". *Archives of General Psychiatry*, v. 60, n. 11, pp. 1145-53, 2003. Disponível em: <doi.org/10.1001/archpsyc.60.11.1145>.

9 Shaw, D.; Al'absi, M. "Attenuated Beta Endorphin Response to Acute Stress Is Associated with Smoking Relapse". Pharmacology, *Biochemistry, and Behavior,* v. 90, n. 3, pp. 357-62, 2008. Disponível em: <doi.org/10.1016/j.pbb.2008.03.020>.

10 Inagaki, T.K. et al., "Opioids and Social Bonding: Naltrexone Reduces Feelings of Social Connection". *Social Cognitive and Affective Neuroscience*, v. 11, n. 5, pp. 728-35, 2016. Disponível em: <doi.org/10.1093/scan/nsw006>.

11 Christie, N.C. "The Role of Social Isolation in Opioid Addiction". *Social Cognitive and Affective Neuroscience*, v. 16, n. 7, pp. 645-56, 2021. Disponível em: <doi.org/10.1093/scan/nsab029>.

12 Bourassa, K.J.; Ruiz, J.M.; Sbarra, D.A. "The Impact of Physical Proximity and Attachment Working Models on Cardiovascular Reactivity: Comparing Mental Activation and Romantic Partner Presence". *Psychophysiology*, v. 56, n. 5, e13324, 2019. Disponível em: <doi.org/10.1111/psyp.13324>.

13 Younger, J.et al., "Viewing Pictures of a Romantic Partner Reduces Experimental Pain: Involvement of Neural Reward Systems". *PLoS One*, v. 5, n.10, e13309, 2010. Disponível em: <doi.org/10.1371/journal.pone.0013309>.

14 Haeringen, N.J. van. "The (Neuro)anatomy of the Lacrimal System and the Biological Aspects of Crying", cap. 2, em *Adult Crying: A Biopsychosocial Approach*. Org. de A. J. J. Vingerhoets e Randolph R. Cornelius. Abingdon, Inglaterra: Routledge, 2001. Disponível em: <doi.org/10.4324/9780203717493>.

15 Eisma, M.C.; Stroebe, M.S. "Rumination Following Bereavement: An Overview". *Bereavement Care*, v. 36, n. 2, pp. 58-64, 2017. Disponível em: <doi.org/10.1080/02682621.2017.1349291>.

16 __________ et al., "Is Rumination After Bereavement Linked with Loss Avoidance? Evidence from Eye-Tracking". *PloS One*, v. 9, n. 8, e104980, 2014. Disponível em: <doi.org/10.1371/journal.pone.0104980>.

5. O cérebro

1 Mcwhirter, L. et al., "What Is Brain Fog?", *Journal of Neurology, Neurosurgery, & Psychiatry*, v. 94, n. 4, pp. 321-5, 2023. Disponível em: <doi.org/10.1136/jnnp-2022-329683>.

2 Badenoch, J.B. et al., "Persistent Neuropsychiatric Symptoms After COVID-19: A Systematic Review and Meta- Analysis". *Brain Communications*, v. 4, n. 1, fcab297, 2022. Disponível em: <doi.org/10.1093/braincomms/fcab297>.

3 Schultze-Florey, C.R. et al., "When Grief Makes You Sick: Bereavement Induced Systemic Inflammation Is a Question of Genotype". *Brain, Behavior, and Immunity*, v. 26, n. 7, pp. 1066-71, 2012. Disponível em: <doi.org/10.1016/j.bbi.2012.06.009>.

4 Hugoson, A.; Ljungquist, B.; Breivik, T. "The Relationship of Some Negative Events and Psychological Factors to Periodontal Disease in an Adult Swedish Population 50 to 80 Years of Age". *Journal of Clinical Periodontology*, v. 29, n. 3, pp. 247-53, 2002. Disponível em: <doi.org/10.1034/j.1600–051x.2002.290311.x>.

5 Schultze-Florey, C.R. et al., "When Grief Makes You Sick", op. cit.

6 Hugoson A.; Ljungquist, B.; Breivik, T. “The Relationship of Some Negative Events and Psychological Factors to Periodontal Disease in an Adult Swedish Population 50 to 80 Years of Age”, op. cit.

7 Wang, H. et al., “Microglia in Depression: An Overview of Microglia in the Pathogenesis and Treatment of Depression”. *Journal of Neuroinflammation*, v. 19, n. 1, p. 132, 2022. Disponível em: <doi.org/10.1186/s12974-022-02492-0>.

8 Slavich, G.M.; Irwin, M.R. “From Stress to Inflammation and Major Depressive Disorder: A Social Signal Transduction Theory of Depression”. *Psychological Bulletin*, v. 140, n. 3, pp. 774-845, 2014. Disponível em: <doi.org/10.1037/a0035302>.

9 Zhan, Y. et al., “Deficient Neuron-Microglia Signaling Results in Impaired Functional Brain Connectivity and Social Behavior”. *Nature Neuroscience*, v. 17, n. 3, pp. 400-6, 2014. Disponível em: <doi.org/10.1038/nn.3641>.

10 Steiner, J. et al., “Severe Depression Is Associated with Increased Microglial Quinolinic Acid in Subregions of the Anterior Cingulate Gyrus: Evidence for an Immune-Modulated Glutamatergic Neurotransmission?”. *Journal of Neuroinflammation*, v. 8, n. 94, 2011. Disponível em: <doi.org/10.1186/1742-2094-8-94>.

11 Wang, H. et al., “Microglia in Depression: An Overview of Microglia in the Pathogenesis and Treatment of Depression”, op. cit.

12 National Institute of Environmental Health Sciences, “Microbiome”. Última atualização 22 mar. 2024. Disponível em: <www.niehs.nih.gov/health/topics/science/microbiome/index.cfm>.

13 Maes, M. “The Cytokine Hypothesis of Depression: Inflammation, Oxidative & Nitrosative Stress (IO&NS) and Leaky Gut as New Targets for Adjunctive Treatments in Depression”. *Neuroendocrinology Letters*, v. 29, n. 3, pp. 287-91, 2008. Disponível em: <nel.altamira.sk/user/les/articlesnew/NEL290308R02.pdf>.

14 Carlessi, A.S. et al., “Gut Microbiota-Brain Axis in Depression: The Role of Neuroinflammation”. *European Journal of Neuroscience*, v. 53, n.1, pp. 222-35, 2021. Disponível em: <doi.org/10.1111/ejn.14631>.

15 Depino, Lauren., "Grief Made Me Lose My Balance. Here's How I Learned to Walk Forward Again". *NPR*, 28 mar. 2024. Disponível em: <www.npr.org/sections/health-shots/2024/03/28/1241316836/grief-accident-proneloss-recovery-falls>.

16 Martikainen, P.; Valkonen, T. "Mortality After the Death of a Spouse", op. cit.

17 Aoun, S.M. et al., "Who Needs Bereavement Support? A Population Based Survey of Bereavement Risk and Support Need". *PLoS One*, v. 10, n. 3, e0121101, 2015. Disponível em: <doi.org/10.1371/journal.pone.0121101>.

18 Stroebe, M.; Schut, H.; Stroebe, W. "Health Outcomes of Bereavement". *The Lancet*, v. 370, n. 9603, pp. 1960-73, 2007. Disponível em: <doi.org/10.1016/S0140-6736(07)61816-9>.

19 O'brien, Suzanne Crawford. *Religion and Healing in Native America: Pathways for Renewal*. Westport, CT: Praeger, 2008.

20 Gothard, K.M.; Fuglevand, A.J. "The Role of the Amygdala in Processing Social and Affective Touch". Current Opinion in Behavioral Sciences, v. 43, pp. 46-53, 2022. Disponível em: <doi.org/10.1016/j.cobeha.2021.08.004>; e E. Schneider et al., "Affectionate Touch and Diurnal Oxytocin Levels: An Ecological Momentary Assessment Study". *eLife*, v. 12, e81241, 2023. Disponível em: <doi.org/10.7554/eLife.81241>.

6. O sistema nervoso simpático

1 Allen, J.K. et al., "Sustained Adrenergic Signaling Promotes Intratumoral Innervation Through BDNF Induction". *Cancer Research*, v. 78, n. 12, pp. 3233-42, 2018. Disponível em: <doi.org/10.1158/0008-5472.CAN-16-1701>.

2 American Association of Neurological Surgeons (AANS) et al., "Multisociety Consensus Quality Improvement Revised Consensus Statement for Endovascular Therapy of Acute Ischemic Stroke". *American Journal of Neuroradiology*, v. 39, n. 6, pp. E61-76, 2018. Disponível em: <doi.org/10.3174/ajnr.A5638>.

3 Khan Academy, "Intro to Gene Expression (Central Dogma)". *AP/College Biology Course Overview*. Disponível em: <www.khanacademy.org/science/ap- biology/gene-expression-and-regulation/

translation/a/intro-to-gene-expression-central-dogma>. Acesso em: 15 jul. 2024.

4 Cole, S.W. et al., "Social Regulation of Gene Expression in Human Leukocytes". *Genome Biology*, v. 8, n. 9, p. R189, 2007. Disponível em: <doi.org/10.1186/gb-2007-8-9-r189>.

5 Black, D.S.; Christodoulou, G.; Cole, S. "Mindfulness Meditation and Gene Expression: A Hypothesis-Generating Framework". *Current Opinion in Psychology*, v. 28, pp. 302-6, 2019. Disponível em: <doi.org/10.1016/j.copsyc.2019.06.004>.

6 O'connor, M.F. et al., "Divergent Gene Expression Responses to Complicated Grief and Non-Complicated Grief". *Brain, Behavior, and Immunity*, v. 37, pp. 78-83, 2014. Disponível em: <doi.org/10.1016/j.bbi.2013.12.017>.

7 Elwert, F.; Christakis N.A."The Effect of Widowhood on Mortality by the Causes of Death of Both Spouses". *American Journal of Public Health*, v. 98, n. 11, pp. 2092-98, 2008. Disponível em: <doi.org/10.2105/AJPH.2007.114348>.

8 Phillips, A.C. et al., "Bereavement and Marriage Are Associated with Antibody Response to Influenza Vaccination in the Elderly". *Brain, Behavior, and Immunity*, v. 20, n. 3, pp. 279-89, 2006. Disponível em: <doi.org/10.1016/j.bbi.2005.08.003>.

9 Leroy, A.S. et al., "Relationship Satisfaction Determines the Association between Epstein- Barr Virus Latency and Somatic Symptoms After the Loss of a Spouse". *Personal Relationships*, v. 27, n. 3, pp. 652-73, 2020. Disponível em: <doi.org/10.1111/pere.12336>.

10 Allen, J.K. et al., "Sustained Adrenergic Signaling Promotes Intratumoral Innervation Through BDNF Induction" , op. cit.

11 Antoni, M.H.; Dhabhar, F.S. "The Impact of Psychosocial Stress and Stress Management on Immune Responses in Patients with Cancer". *Cancer*, v. 125, n. 9, pp. 1417-31, 2019. Disponível em: <doi.org/10.1002/cncr.31943>.

12 Knowles, L.M. et al., "A Controlled Trial of Two Mind-Body Interventions for Grief in Widows and Widowers". *Journal of Consulting and Clinical Psychology*, v. 89, n. 7, pp. 640-54, 2021. Disponível em: <doi.org/10.1037/ccp0000653>.

13 __________. “A Controlled Trial of Two Mind-Body Interventions for Grief in Widows and Widowers”. *Journal of Consulting and Clinical Psychology*, v. 89, n. 7, pp. 640-54, 2021. Disponível em: <doi.org/10.1037/ccp0000653>.

14 Bernstein, Douglas A.; Borkovec, Thomas D. & Hazlett-Stevens, Holly. *New Directions in Progressive Relaxation Training: A Guidebook for Helping Professionals*. Westport, CT: Praeger, 2000.

15 Dimidjian, S.; Segal, Z.V. “Prospects for a Clinical Science of Mindfulness-Based Intervention”. *American Psychologist*, v. 70, n. 7, pp. 593-620, 2015. Disponível em: <doi.org/10.1037/a0039589>.

16 Kim, Y. et al., “Only the Lonely: Expression of Proinflammatory Genes Through Family Cancer Caregiving Experiences”. *Psychosomatic Medicine*, v. 83, n. 2, pp. 149-56, 2021. Disponível em: <doi.org/10.1097/PSY.0000000000000897>.

17 Fredrickson, B.L. et al., “Psychological Well- Being and the Human Conserved Transcriptional Response to Adversity”. *PLoS One*, v. 10, n. 3, e0121839, 2015. Disponível em: <doi.org/10.1371/journal.pone.0121839>.

7. Energia e motivação

1 Yong, Ed. “Fatigue Can Shatter a Person”. The Atlantic, 27 jul. 2023. Disponível em: <www.theatlantic.com/health/archive/2023/07/chronic-fatigue- longcovid-symptoms/674834/>.

2 Cooney, G.M. et al., “Exercise for Depression”. Cochrane Database of Systematic Reviews 2013, n. 9, CD004366, 2013. Disponível em: <doi.org/10.1002/14651858.CD004366.pub6>; e M. Noetel et al., “Effect of Exercise for Depression: Systematic Review and Network Meta-Analysis of Randomised Controlled Trials”. *BMJ (Clinical Research Edition)*, v. 384, e075847, 2024. Disponível em: <doi.org/10.1136/bmj-2023-075847>.

3 Yong, Ed. “Fatigue Can Shatter a Person”, op. cit.

4 Global Wind Energy Council, “Examining the ‘Second Shift’ for Working Women”, 13 maio 2019. Disponível em: <gwec.net/examining-the-secondshift-for-working-women/>; e Emily Field, Alexis Krivkovich, Sandra Kügele, Nicole

Robinson e Lareina Yee, *Women in the Workplace 2023*. [S.l.]: McKinsey & Company, 5 out. 2023. Disponível em: <www.mckinsey.com/featured-insights/diversity-and-inclusion/women-in-the-workplace>.

5 Yong, Ed. "Fatigue Can Shatter a Person", op. cit.

6 Devine, Megan. *It's OK That You're Not OK: Meeting Grief and Loss in a Culture That Doesn't Understand*. Boulder, CO: Sounds True, 2017.

8. Hábitos saudáveis

1 Hopf, D. et al., "Loneliness and Diurnal Cortisol Levels During COVID-19 Lockdown: The Roles of Living Situation, Relationship Status, and Relationship Quality". *Scientific Reports*, v. 12, n. 1, p. 15076, 2022. Disponível em: <doi.org/10.1038/s41598-022-19224-2>.

2 Chirinos, D.A. "Sleep Disturbances in Spousal Bereavement: Developing a Targeted Intervention". *Neurobiology of Grief International Network (NOGIN) Conference*, Tucson, AZ, 29 jan. 2022.

3 Warner, J.; Metcalfe, C.; King, M. "Evaluating the Use of Benzodiazepines Following Recent Bereavement". *British Journal of Psychiatry*, v. 178, n. 1, pp. 36-41, 2001. Disponível em: <doi.org/10.1192/bjp.178.1.36>.

4 Spielman, A.J.; Caruso, L.S.; Glovinsky, P.B. "A Behavioral Perspective on Insomnia Treatment". *Psychiatric Clinics of North America*, v. 10, n. 4, pp. 541-53, 1987. Disponível em: <doi.org/10.1016/S0193-953X(18)30532-X>.

5 Lancel, M.; Stroebe, M.; Eisma, M.C. "Sleep Disturbances in Bereavement: A Systematic Review". *Sleep Medicine Reviews*, v. 53, p. 101331, 2020. Disponível em: <doi.org/10.1016/j.smrv.2020.101331>.

6 Beem, E.E. et al., "Psychological Functioning of Recently Bereaved, Middle-Aged Women: The First 13 Months". *Psychological Reports*, v. 87, n. 1, pp. 243-54, 2000. Disponível em: <doi.org/10.2466/pr0.2000.87.1.243>.

7 Society of Behavioral Sleep Medicine, "United States" (member map). Disponível em: <www.behavioralsleep.org/index.php/unitedstates-sbsm-members>. Acesso em: 15 jul. 2024.

8 Feijter, M. de et al., "The Longitudinal Association of Actigraphy-Estimated Sleep with Grief in Middle-Aged and Elderly Persons". *Journal of Psychiatric Research*, v. 137, p. 66-72, 2021. Disponível em: <doi.org/10.1016/j.jpsychires.2021.02.042>.

9 Germain, A. et al., "Treating Complicated Grief: Effects on Sleep Quality". Behavioral Sleep Medicine, v. 4, n. 3, pp. 152-63, 2006. Disponível em: <doi.org/10.1207/s15402010bsm0403_2>; e P. A. Boelen e J. Lancee, "Sleep Difficulties Are Correlated with Emotional Problems Following Loss and Residual Symptoms of Effective Prolonged Grief Disorder Treatment". *Depression Research and Treatment*, v. 11, p. 739804, 2013. Disponível em: <doi.org/10.1155/2013/739804>.

10 Carter, P.A.; Mikan, S.Q.; Simpson, C. "A Feasibility Study of a Two-Session Home-Based Cognitive Behavioral Therapy-Insomnia Intervention for Bereaved Family Caregivers". Palliative & Supportive Care, v. 7, n. 2, pp. 197-206, 2009. Disponível em: <doi.org/10.1017/S147895150900025X>.

11 Carroll, J.E. et al., "Sleep and Multisystem Biological Risk: A Population-Based Study". *PLoS One*, v. 10, n. 2, e0118467, 2015. Disponível em: <doi.org/10.1371/journal.pone.0118467>.

12 Rosenbloom, C.A.; Whittington, F.J. "The Effects of Bereavement on Eating Behaviors and Nutrient Intakes in Elderly Widowed Persons". *Journal of Gerontology*, v. 48, n. 4, pp. S223-9, 1993. Disponível em: <doi.org/10.1093/geronj/48.4.s223>.

13 Lee, S. et al., "Effects of Marital Transitions on Changes in Dietary and Other Health Behaviours in US Women". *International Journal of Epidemiology*, v. 34, n. 1, pp. 69-78, 2005. Disponível em: <doi.org/10.1093/ije/dyh258>.

14 Shahar, D.R. et al., "The Effect of Widowhood on Weight Change, Dietary Intake, and Eating Behavior in the Elderly Population". *Journal of Aging and Health*, v. 13, n. 2, pp. 189-99, 2014. Disponível em: <doi.org/10.1177/089826430101300202>.

15 Wilcox, S. et al., "The Effects of Widowhood on Physical and Mental Health, Health Behaviors, and Health Outcomes: The Women's Health Initiative". *Health Psychology*, v. 22, n.

5 , pp. 513-22, 2003. Disponível em: <doi.org/10.1037/0278-6133.22.5.513>.

16 Vesnaver, E. et al., "Food Behavior Change in Late-Life Widowhood: A Two-Stage Process". *Appetite*, v. 95, pp. 399-407, 2015. Disponível em: <doi.org/10.1016/j.appet.2015.07.027>.

17 Tomova, L. et al., "Author Correction: Acute Social Isolation Evokes Midbrain Craving Responses Similar to Hunger". *Nature Neuroscience*, v. 25, n. 3, p. 399, 2022. Disponível em: <doi.org/10.1038/s41593-021-01004-2>.

18 Neff, Kristin. Self-Compassion, Disponível em: <self-compassion.org/>.

19 Foulkes, Lucy. "How to Have More Meaningful Conversations". *Psyche*, 28 abr. 2021. Disponível em: <psyche.co/guides/how-to-have-more-meaningfulconversations>.

20 Yalom, Irvin D. & Yalom, Marilyn. *A Matter of Life and Death*. St El Segundo, CA: Redwood Press, 2021. [Ed. bras.: *Uma questão de vida e morte*. São Paulo: Paidós, 2021.]

21 Bruno, F. et al., "Positive Touch Deprivation During the COVID-19 Pandemic: Effects on Anxiety, Stress, and Depression Among Italian General Population". *Brain Sciences*, v. 13, n. 4, p. 540, 2023. Disponível em: <doi.org/10.3390/brainsci13040540>.

22 Light, K.C.; Grewen, K.M.; Amico, J.A. "More Frequent Partner Hugs and Higher Oxytocin Levels Are Linked to Lower Blood Pressure and Heart Rate in Premenopausal Women". *Biological Psychology*, v. 69, n. 1, pp. 5-21, 2005. Disponível em: <doi.org/10.1016/j.biopsycho.2004.11.002>.

23 Chen, J.H.; Gill, T.M.; Prigerson, H.G. "Health Behaviors Associated with Better Quality of Life for Older Bereaved Persons". *Journal of Palliative Medicine*, v. 8, n. 1, pp. 96-106, 2005. Disponível em: <doi.org/10.1089/jpm.2005.8.96>.

24 Rubin, S.S. "The Two-Track Model of Bereavement: Overview, Retrospect, and Prospect". *Death Studies*, v. 23, n. 8, pp. 681-714, 1999. Disponível em: <doi.org/10.1080/074811899200731>.

25 Fromm, Erich. *Escape from Freedom*. Nova Yourk: Farrar & Rinehart, 1941. [Ed. bras.: *O medo à liberdade*. Rio de Janeiro: Zahar, 1960.]

9. Consciência, atenção, intenção e propósito

1 Yalom, I.D.; YALOM, M. *A Matter of Life and Death*, op. cit., p. 162.

2 Tate, R.L. et al., "The Single-Case Reporting Guideline In Behavioural Interventions (SCRIBE) 2016 Statement". *Physical Therapy*, v. 96, n. 7, pp. E1-10, 2016. Disponível em: <doi.org/10.2522/ptj.2016.96.7.e1>.

3 Menzel, Clare. "Abbie's Way". *Flathead Beacon*, 26 mar. 2021, Disponível em: <flatheadbeacon.com/2021/03/26/abbies way/>.

10. Amor e conexão social

1 Salzberg, Sharon., *Real Love: The Art of Mindful Connection*. Nova York: Flatiron Books, 2017.

2 "Loving-Kindness Meditation with Sharon Salzberg". *Mindful*. Disponível em: <www.mindful.org/loving-kindness-meditationwith-sharon-salzberg/>. Acesso em: 17 jul. 2024.

3 Fromm, Erich. *The Art of Loving*. Nova York: Harper & Row, 1956, p. 46. Disponível em: <ia801309.us.archive.org/12/items/TheArtOfLoving/43799393-The-Art-of-Loving-Erich-Fromm_text.pdf>.

Este livro, composto na fonte Fairfield, foi impresso
em papel Ivory Slim 65g/m², na gráfica Coan.
Tubarão, julho de 2025.